"营"在孕期

全国围产营养项目专家组编写

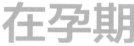
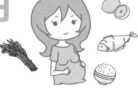

图解孕产营养保健

主　　编　丁　辉

执 行 主 编　姜　莹　汪之顼

执行副主编　刘　佳　马　明

主　　审　黄醒华　陈　伟

人民卫生出版社

图书在版编目（CIP）数据

"营"在孕期：图解孕产营养保健 / 丁辉主编. —
北京：人民卫生出版社，2019

　ISBN 978-7-117-28024-2

　Ⅰ.①营…　Ⅱ.①丁…　Ⅲ.①孕妇－营养卫生－图解
②产妇－营养卫生－图解　Ⅳ.①R153.1-64

中国版本图书馆 CIP 数据核字（2019）第 024142 号

人卫智网　**www.ipmph.com**	医学教育、学术、考试、健康，	
	购书智慧智能综合服务平台	
人卫官网　**www.pmph.com**	人卫官方资讯发布平台	

"营"在孕期——图解孕产营养保健

主　　编：丁　辉
出版发行：人民卫生出版社（中继线 010-59780011）
地　　址：北京市朝阳区潘家园南里 19 号
邮　　编：100021
E - mail：pmph @ pmph.com
购书热线：010-59787592　010-59787584　010-65264830
印　　刷：北京顶佳世纪印刷有限公司
经　　销：新华书店
开　　本：710×1000　1/16　印张：12
字　　数：167 千字
版　　次：2019 年 4 月第 1 版　2019 年 4 月第 1 版第 1 次印刷
标准书号：ISBN 978-7-117-28024-2
定　　价：56.00 元

打击盗版举报电话：010-59787491　E-mail：WQ @ pmph.com
（凡属印装质量问题请与本社市场营销中心联系退换）

编写委员会

编委会主任　严松彪　陈　静
编委会副主任　赵　娟　阴赪宏

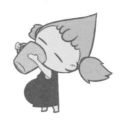

编　委（按姓氏笔画排序）

丁　辉　北京妇产医院北京妇幼保健院　主任医师

马　明　国家孕婴网孕婴安全食品办公室　主任

马良坤　北京协和医院　主任医师

王立祥　解放军总医院第三临床医学中心　主任医师

王月云　深圳妇幼保健院　主任医师

王允锋　北京大学第一医院（密云）　主任医师

方超英　湖南省妇幼保健院　主任医师

申红卫　北京北方医院　副主任医师

刘芙蓉　河南省妇幼保健院　主任医师

刘　佳　北京妇产医院北京妇幼保健院　助理社会工作师

刘晓红　北京市海淀区妇幼保健院　主任医师

牟鸿江　贵州省妇幼保健所　主任医师

纪立平　北京市平谷区妇幼保健院　副主任医师

李　芬　西安交通大学第一附属医院妇幼中心　教授

李光辉　北京妇产医院北京妇幼保健院　主任医师

李艳华　福建省妇幼保健院　副主任医师

吴江平　南京市妇幼保健院　主任医师

何　丽　中国疾病预防控制中心　研究员

肖　萍　云南省妇幼保健院　主任护师

汪之顼　南京医科大学　教授

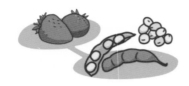

杨　柳　沈阳市妇幼保健院　主任医师

张　莉　北京妇产医院北京妇幼保健院　副主任医师

张　琚　四川省妇幼保健院　副主任医师

陈　伟　北京协和医院　主任医师

林　元　福建省妇幼保健院　主任医师

林　娟　福建省妇幼保健院　副主任医师

周　莉　北京妇产医院北京妇幼保健院　主任医师

周　敏　甘肃省妇幼保健院　主任医师

姜　莹　北京妇产医院北京妇幼保健院　主任医师

钮文异　北京大学医学部　教授

郭梦璐　国家孕婴网婴幼儿办公室　副主任

栾艳秋　北京市东城区妇幼保健院　主任医师

唐　艳　北京市丰台区妇幼保健院　主任医师

陶旻枫　北京妇产医院北京妇幼保健院　主任医师

游　川　北京妇产医院北京妇幼保健院　主任医师

龚江丽　江西省赣州市妇幼保健院　副主任护师

黄醒华　北京妇产医院北京妇幼保健院　主任医师

曾怡明　国家孕婴网婴幼儿办公室　主任

滕　越　北京市海淀区妇幼保健院　主任营养技师

营养是涉及所有人群、贯穿每个人整个人生的永恒话题。在百姓越来越关注健康、关注营养的今天，准妈妈们也越来越注重自身和胎儿的营养健康。让孕妇得到合理的营养指导，具有良好的营养水平，可以在很大程度上影响孩子基因型的表达，从而为孩子的一生健康打下良好的基础。目前，国际学术界高度关注生命早期 1000 天的营养，同时，如果每一个母亲、主妇，都能够在孕期接受正确的营养指导，建立科学的营养观，就可以在婴幼儿喂养、儿童饮食习惯的建立过程中和一家人营养膳食的过程中，影响到家人一生的健康。

为了贴合当代孕产妇年轻、时尚的特点，实现轻松直观的阅读体验，全国围产营养项目办公室特邀请国内权威营养学专家和围产医学专家推出了这本围产营养主题漫画册。21 世纪的三大主题是生命的保护、生命的准备、生命的质量，让我们用生命来影响生命，共同为提高孕产妇的营养知识和营养水平做出贡献。

全国围产营养项目专家组
2019 年 3 月

目录

第一章

生命璀璨，"营"在孕期　　　001

第二章

每天懂点营养学　　　003

不能只有医生知道：营养素　　　003
蛋白质很"忙"　　　006
不认识脂类，还谈什么减肥！　　　010
反式脂肪酸　　　012
类脂　　　013
被"误解"的碳水化合物　　　014
维生素，你家超生了！　　　019
那些藏于人体内的"矿物质"　　　025
膳食纤维：不仅仅只是帮助排泄！　　　028

第三章

孕期该怎么吃　　　031

亲爱的 我们要个孩子吧（一）　　　031
亲爱的 我们要个孩子吧（二）　　　037
亲爱的 我们要个孩子吧（三）　　　046
孕期营养补充切忌补过头！（一）　　　050

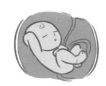
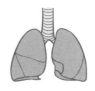

孕期营养补充切忌补过头！（二）　　　053
孕期营养补充切忌补过头！（三）　　　056
孕期营养补充切忌补过头！（四）　　　059

第四章

孕期管理与运动

孕期管理与运动　　　062
带"球"运动？怀孕的女人果然难伺候！（一）　　　062
带"球"运动？怀孕的女人果然难伺候！（二）　　　066
带"球"运动？怀孕的女人果然难伺候！（三）　　　071
带"球"运动？怀孕的女人果然难伺候！（四）　　　077
孕期适合哪些运动　　　084

第五章

孕期营养与情绪保健

孕期营养与情绪保健　　　088
怀孕期间，女人心里在想什么　　　088
怀孕后，老婆整个人都变了！！！　　　092
孕妇为什么不能受刺激　　　097

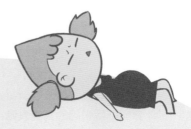

第六章

别让不懂营养学害了你   101

重视妊娠期高血压   101

患妊娠期高血压会有哪些症状   104

哪些人怀孕后容易得高血压?   105

妊娠期高血压的预防   106

妊娠期高血压的治疗   108

妊娠期高血压饮食"三宝"   109

缺铁性贫血:孕期不可忽视的一个问题   112

孕妇为什么容易缺铁?   113

缺铁性贫血诊断依据   114

孕期贫血怎么办?   115

怀孕的女人最脆弱——妊娠期糖尿病(一)   121

怀孕的女人最脆弱——妊娠期糖尿病(二)   125

怀孕的女人最脆弱——妊娠期糖尿病(三)   130

怀孕的女人最脆弱——妊娠期糖尿病(四)   135

孕期常见的甲状腺疾病主要有甲亢与甲减   140

怀孕的女人最脆弱——孕期甲亢与营养   144

怀孕的女人最脆弱——孕期甲减与营养   148

怀孕的女人最脆弱——甲状腺与碘   152

怀孕的女人最脆弱——孕期补碘   155

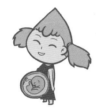

第七章

妈好,娃才好   159

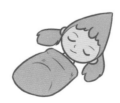

生完孩子需要多久来恢复?   159

乳汁好,宝宝才会好   165

产后女性需要补充哪些营养?   168

专属产后妈妈的营养食谱   173

产后你绝对不能做这八件事!   177

第一章 | 生命璀璨，"营"在孕期

近年来许多流行病学研究表明，成年多种慢性疾病可能起源于胎儿时期：遗传因素和宫内环境共同导致胰岛素抵抗的发生；宫内营养不良可通过影响胎儿胰岛细胞的发育和功能，干扰胎儿的糖脂代谢；并且该代谢类型持续发展存在，影响胎儿激素轴调控，以及通过影响基因及其修饰与表达等多种途径，影响胎儿的生长发育与物质代谢，对出生后多种慢性疾病的发病起着重要的推动作用。

胎儿起源的成人疾病学说，为我们了解代谢性疾病、心血管疾病提供了崭新的视角，为从妊娠期预防这些常见病提供了重要线索。因此，预防成人后疾病必须从胎儿期做起，预防母体孕期营养的不均衡，和由此造成的胎儿生长发育不均衡。从孕期宫内环境做起，从孕妇营养抓起，就是从源头抓起。

在受精卵长到足月的 266 天里，胎儿和其附属物，至少会使母体增重 6kg，足月胎儿平均体重 3kg，胎盘 600g，此外还有羊水、脐带等。胎儿的迅速发育需要大量的能量，需要足够的必需氨基酸，需要充分的脂肪酸和丰富的维生素，胎儿骨骼和牙齿的生长需要足够的钙和维生素 D，胎儿肝脏需要储存足够的糖原，这全部的营养都来自母体，可见孕妇的营养对胎儿何等重要。

目前由于缺乏宣传和专业的指导，许多孕妇没有科学的营养观念，存在很多营养的误区。一方面是大量摄入食物，能量摄入过剩，但是主要营养素摄入仍存在不足，体重无法合理控制。孕期能量摄入过剩对母子健康都会产生影响。孕早、中、晚三期，能量摄入过剩，直接导致孕妇肥胖和巨大儿；孕中晚期能量摄入过剩，妊娠合并症、剖宫产、难产的发生率增高，其中孕妇高血压、糖尿病、缺铁性贫血、孕期超重及胎儿宫内窘迫的发生率均上升，巨大儿和新生儿窒息的发生率也增加，新生儿评分低的情况也大大增加。另一方面，孕期的营养不均衡问题普遍存在。孕早期孕妇存在不同程度蛋白质、脂肪、B族维生素矿物质的摄入不足等。大多数孕妇选用营养素补充剂，营养素过量同样对孕妇和胎儿造成损害。已有大量研究表明，维生素A摄入过多将导致婴儿骨骼畸形、泌尿生殖系统缺损、硬腭豁裂；补钙时适当地补充维生素D，可以促进钙的吸收，但是过量的维生素D可引起胎儿高钙血症，造成主动脉和肾动脉狭窄、高血压和智力发育迟缓等；过量或长期服用维生素 B_6，会使胎儿对其产生依赖性，出生后会出现一系列异常表现，如哭闹不安、易兴奋、易受惊、眼球震颤、反复惊厥，医学上称之为"维生素 B_6 依赖症"。钙摄入过多可使婴儿囟门过早闭合，头颅不能随着脑的发育而增大，一方面形成小头畸形，限制脑部发育；另一方面，钙过量还抑制了铁的吸收。孕妇体内镁含量太高容易造成镁中毒，严重者还有可能抑制孕妇的呼吸和心跳。叶酸摄入过多会干扰锌代谢，而过量的锌可干扰铁和其他微量元素的吸收和利用。

　　正因为如此，我们大家需要全面地了解一下孕期营养及相关营养素的重要性，掌握一些必要的营养学知识，为孩子的一生打下坚实的基础。

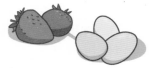

不能只有医生知道：营养素

营养素是为维持机体生存、生长发育、体力活动和健康，以食物的形式摄入的一些人体需要的物质。

人体所需的营养素包括：

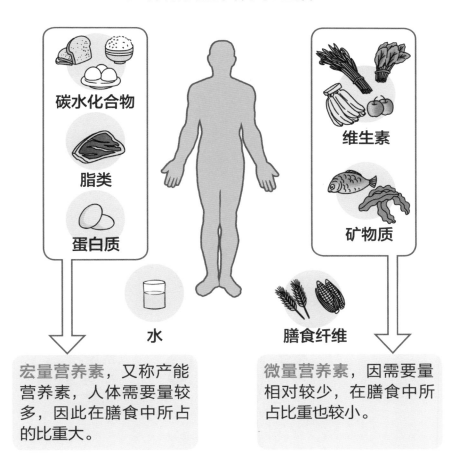

碳水化合物

脂类

蛋白质

水

维生素

矿物质

膳食纤维

宏量营养素，又称产能营养素，人体需要量较多，因此在膳食中所占的比重大。

微量营养素，因需要量相对较少，在膳食中所占比重也较小。

维生素部分：

维生素分为**水溶性维生素和脂溶性维生素**。

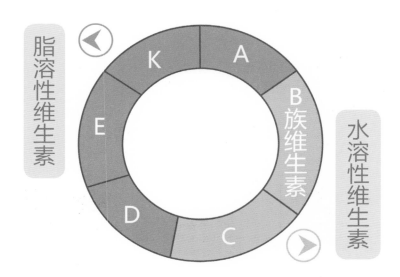

脂溶性维生素

水溶性维生素

K　A
E　B族维生素
D　C

矿物质部分：

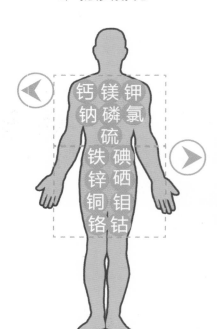

这 7 种矿物质在人体内含量较多，叫做常量元素。

钙 镁 钾
钠 磷 氯
硫
铁 碘
锌 硒
铜 钼
铬 钴

这 8 种矿物质在人体内含量较少，称为微量元素。

研究表明，植物性食物中除了某些营养素外，还有一些生物活性成分，具有保护人体、预防心脑血管疾病和癌症等疾病的作用，这些生物活性成分被统称为**植物化学物**。

主要包括：

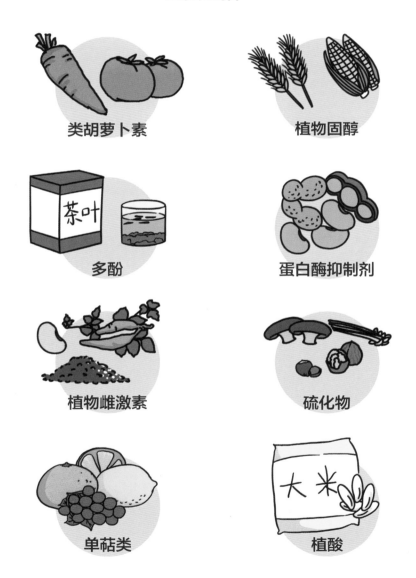

类胡萝卜素

植物固醇

多酚

蛋白酶抑制剂

植物雌激素

硫化物

单萜类

植酸

蛋白质很"忙"

 生长发育需要蛋白质

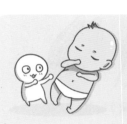 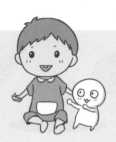 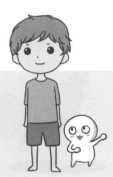

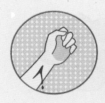 身体受伤需要蛋白质修复

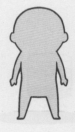 蛋白质能调节生理功能

就因为供给能量少就要被鄙视么……

供给能量这种事就不需要你了。

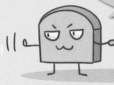

碳水化合物　　　脂肪

每克蛋白质在体内被氧化后可供给人体 16.7kJ（4kcal）能量。

蛋白质的食物来源

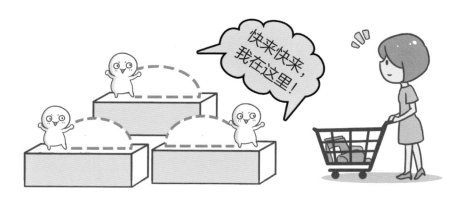

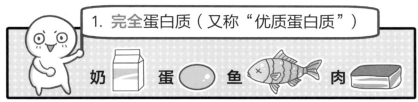

★所含的必需氨基酸种类齐全，数量充足，比例适当。

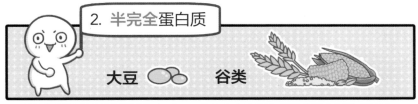

★所含氨基酸种类虽齐全，但其中某些氨基酸的数量不能满足人体需求。

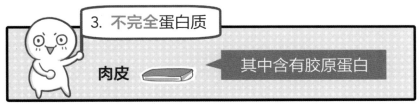

★不能提供人体所需的全部必需氨基酸，既不能促进生长发育，也不能维持生命。

蛋白质的需要量

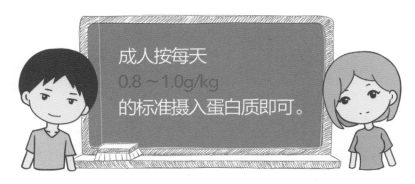

成人按每天
0.8～1.0g/kg
的标准摄入蛋白质即可。

2016 版《中国居民膳食营养素参考摄入量》

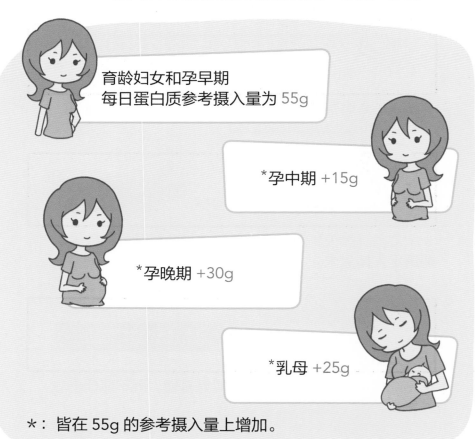

育龄妇女和孕早期
每日蛋白质参考摄入量为 55g

*孕中期 +15g

*孕晚期 +30g

*乳母 +25g

*：皆在 55g 的参考摄入量上增加。

蛋白质互补

两种或两种以上食物的蛋白质混合食用，所含有的必需氨基酸可取长补短，相互补充，从而提高蛋白质的利用率。

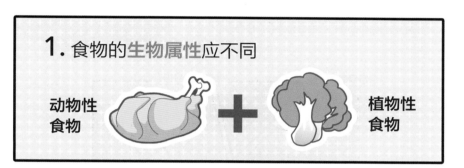

1. 食物的**生物属性**应不同

动物性
食物

+

植物性
食物

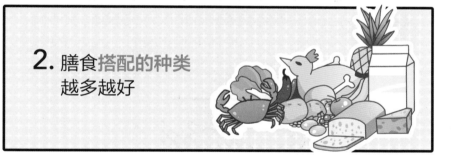

2. 膳食**搭配的种类**
越多越好

3. 不同食物**食用时间**
越近越好

同时食用最好

不认识脂类，还谈什么减肥！

脂类（lipids）是脂肪（fats）和类脂物质（lipoids）的总称。

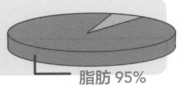

脂肪 95%

体内脂肪　　　**体内脂肪**

人体内脂肪含量受膳食营养状况和体力活动等因素影响，变动较大。高脂膳食可以使体内脂肪增加，运动可使体内脂肪减少。

脂肪的食物来源主要是：

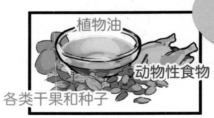

植物油

动物性食物

各类干果和种子

中国孕妇、乳母膳食脂肪可接受范围（AMDR）
（脂肪能量占总能量的百分比）

年龄段	脂肪（%）	SFA（%）	n-6 PUFA（%）	n-3 PUFA（%）
孕妇乳母	20～30	< 10	2.5～9.0	0.5～2.0

注：表中 SFA 指饱和脂肪酸，PUFA 指多不饱和脂肪酸。

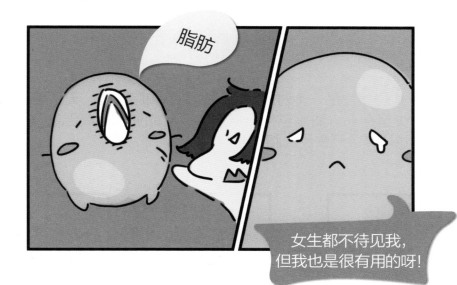

1. 供给能量
   每克脂肪在体内被氧化后可供给人体 37.7kJ（9kcal）能量

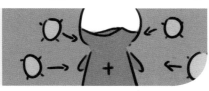

2. 促进脂溶性维生素（维生素 A、D、E、K）吸收

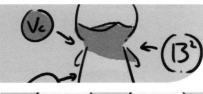

3. 维持体温和保护脏器

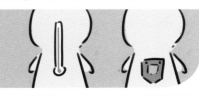

4. 增加饱腹感

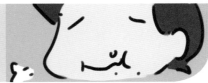

5. 为一日三餐增味添香

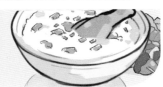

反式脂肪酸

反式脂肪酸是一类对健康不利的不饱和脂肪酸，天然脂肪中少量存在。油脂氢化可以产生反式脂肪酸，高温加热油脂也同样会产生反式脂肪酸。

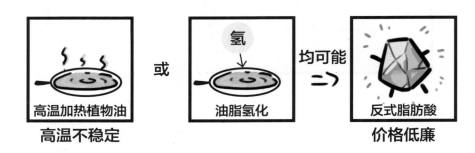

但是！ 长期大量食用反式脂肪酸，可增加心血管疾病发生的风险。

每天摄入反式脂肪酸不应超过 2.2g，应少于每日总能量的 1%。

食物包装上的标签，若列出以下成分即说明含有反式脂肪。

- 代可可脂
- 雪白奶油
- （部分）氢化植物油
- 氢化脂肪
- 酥油
- 植物黄油（人造黄油、麦淇淋）
- 起酥油
- 精炼植物油
- 氢化棕榈油
- 人造酥油

类　脂

与脂肪不同，类脂在体内的含量较恒定，有"固定脂"或"不动脂"之称。

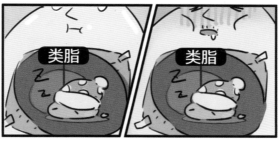

肥胖患者▶ 　类脂　类脂 ◀饥饿状态

不增多▶ 　 ◀不减少

类脂主要有：

 磷脂

 糖脂

 固醇类

主要来源于蛋黄。

是构成细胞膜所必需的成分。

包括动物组织中的胆固醇和植物组织中的谷固醇等。

胆固醇含量：

 脑组织 ❯❯ 内脏 ❯❯

 肥肉 ❯❯ 瘦肉 ≈ 鱼类

小贴士： 胆固醇除来自食物外，还可由人体组织自行合成，人体每天约可合成胆固醇 1～1.2g。

被"误解"的碳水化合物

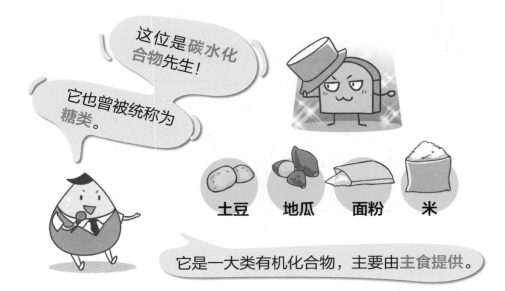

这位是碳水化合物先生！

它也曾被统称为糖类。

土豆　地瓜　面粉　米

它是一大类有机化合物，主要由**主食提供**。

根据世界粮农组织 / 世界卫生组织（FAO/WHO）的报告，碳水化合物根据其聚合度可分为三类：

引自 FAO/WHO，1998

分类 （聚合的糖分子数）	亚组	组成
糖 （1~2 个单糖） 限制摄入	单糖	葡萄糖，半乳糖，果糖
	双糖	蔗糖，乳糖，麦芽糖，海藻糖
	单糖和双糖食物来源：蔗糖、糖果、甜食、糕点、甜味水果、含糖饮料、蜂蜜	
	糖醇	山梨醇，甘露糖醇
寡糖 （3~9 个单糖）	异麦芽低聚寡糖	麦芽糊精
	其他寡糖	棉子糖，水苏糖，低聚果糖
多糖 （≥10 个单糖）	淀粉	直链淀粉，支链淀粉，变性淀粉
	非淀粉多糖	纤维素，半纤维素，果胶，亲水胶质物

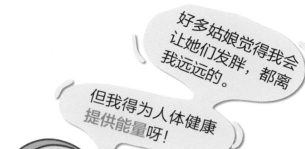

好多姑娘觉得我会让她们发胖，都离我远远的。

但我得为人体健康提供能量呀！

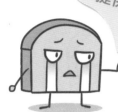

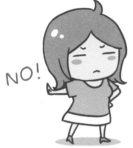

NO!

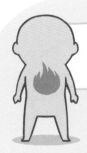

每克碳水化合物在体内氧化可以产生 16.7kJ（4kcal）的能量。

是神经系统和心肌的主要能源。

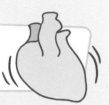

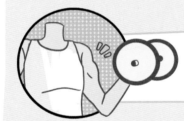

是肌肉活动时的主要燃料。

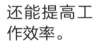

POWER!

还能提高工作效率。

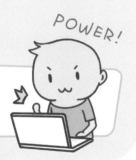

中国营养学会给出孕妇和乳母膳食中碳水化合物的可接受范围（AMDR）为：占总能量摄入量的 50%～65%。

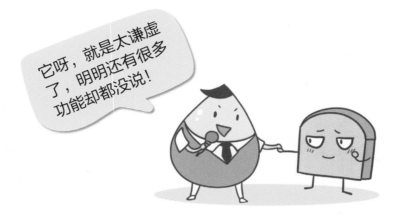

✪ 构成组织及重要的生命物质

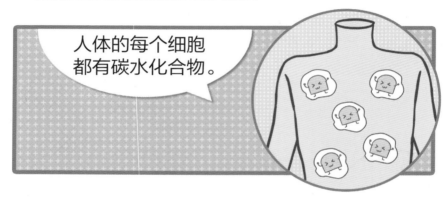

人体的每个细胞都有碳水化合物。

✪ 保护蛋白质和节省蛋白质

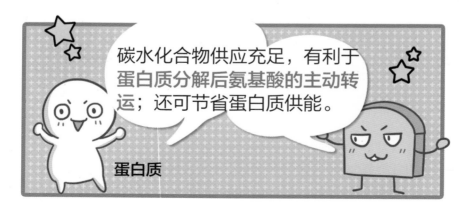

碳水化合物供应充足，有利于蛋白质分解后氨基酸的主动转运；还可节省蛋白质供能。

蛋白质

✪ 抗生酮和解毒作用

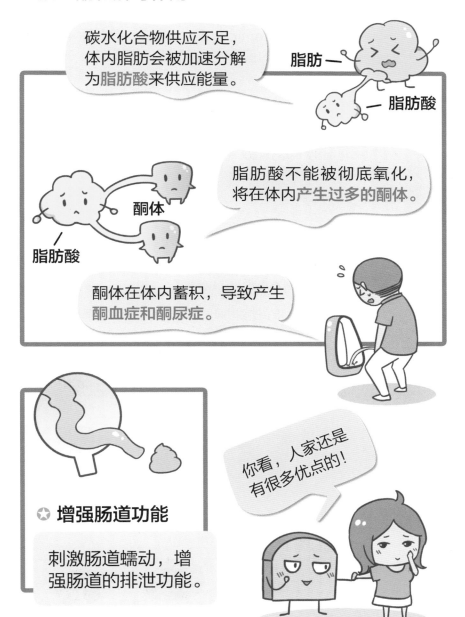

碳水化合物供应不足，体内脂肪会被加速分解为脂肪酸来供应能量。

脂肪

脂肪酸

脂肪酸不能被彻底氧化，将在体内产生过多的酮体。

酮体

脂肪酸

酮体在体内蓄积，导致产生酮血症和酮尿症。

你看，人家还是有很多优点的！

✪ 增强肠道功能

刺激肠道蠕动，增强肠道的排泄功能。

关于升糖指数

食物血糖生成指数（glycemic index，GI），指餐后不同食物血糖升高曲线在基线内面积与标准糖（葡萄糖）升高面积之比。

 计算你的升糖指数（GI）

$$GI = \frac{某食物在食后\,2\,小时血糖曲线下面积}{相等含量葡萄糖食后\,2\,小时血糖曲线下面积}$$

升糖指数（GI）参考表		
< 55	低GI 食物	在胃肠中停留时间长，吸收率低，转化为葡萄糖的速度慢，血糖升高慢 菠菜　白菜　黄豆
55～75	中等 GI 食物	鸡肉　鱼肉　木瓜　鸭肉　芒果
> 75	高GI 食物	进入胃肠后消化快、吸收率高，转化为葡萄糖的速度快，血糖迅速升高 米饭　西瓜　荔枝

维生素，你家超生了！

脂溶性维生素　　　水溶性维生素

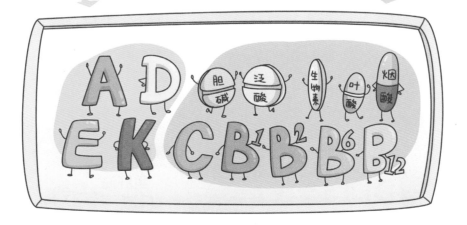

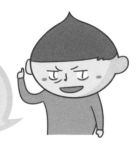

我们维生素大家族是维持身体健康所必需的一类有机化合物，在物质代谢中起重要作用。

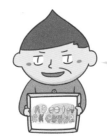

不过我们在体内量很少，必须经常由食物供给。

维生素 A

动物来源：
动物性来源吸收率更高
动物肝脏、鱼肝油、全脂奶、蛋黄等

植物来源：
"植物性维生素 A" —— β- 胡萝卜素
深色蔬菜——菠菜、胡萝卜、韭菜、
雪里蕻等
橘黄色水果——杏、柿子、柑橘类

维生素 D

食物来源：
脂肪含量高的海鱼、动物肝脏、
蛋黄、奶油、干酪等

鱼肝油

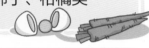

阳光对皮肤的照射可以使
体内产生内源性维生素 D

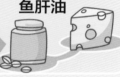

维生素 E

食物来源：
麦胚、葵花籽及其油、玉米、
大豆、蛋类、鸡鸭的肫、绿叶
蔬菜等

维生素 K

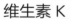

食物来源：
绿色蔬菜——蒜苗、韭菜、芹菜叶、
菠菜、辣椒、芥菜、莴苣叶、西蓝花等
其他——动物肝脏、鱼类、
肉类、乳制品

维生素 B₁
（硫胺素）

食物来源：

★★★葵花子仁、花生、大豆、瘦猪肉

★★小麦粉、小米、玉米、大米等谷类食物

★鱼类、蔬菜和水果

建议：食用碾磨度不太精细的谷物，可防止维生素 B₁ 缺乏。

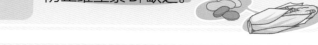

维生素 B₂
（核黄素）

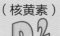

食物来源：

★★★动物内脏（肝 / 肾 / 心）

★★蛋类、奶类

★大豆、各种绿叶蔬菜

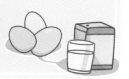

维生素 B₆

食物来源：

★★★豆类、畜肉肝脏、鱼类

★★蛋类、水果、蔬菜

★乳类、油脂等食物

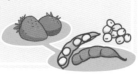

维生素 B₁₂

食物来源：

★★★肉类、动物内脏、鱼、禽、贝壳类、蛋类

★乳及乳制品

注：植物性食物基本不含维生素 B₁₂。

注：★★★代表含量较高 ★★代表含量中等
★代表含量较少

维生素C

食物来源：

蔬菜——辣椒、茼蒿、苦瓜、白菜、豆角、菠菜、土豆、韭菜等

水果——酸枣、红枣、草莓、柑桔、柠檬等

其他——动物内脏中也含有少量维生素C

烟酸

（尼克酸或维生素B₃）

植物性食物中主要含烟酸，动物性食物中以烟酰胺为主。

食物来源：

★★★肝、肾、瘦畜肉、鱼、坚果类

★★乳类、蛋类（其中的色氨酸可转化为烟酸）

谷类中的烟酸80%～90%存在于种皮中，故加工程度对含量影响较大。

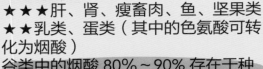
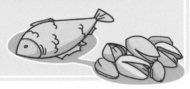

叶酸

食物来源：

动物肝、肾、鸡蛋、豆类、酵母、绿叶蔬菜、水果及坚果类

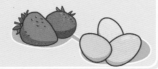

脂溶性维生素的每日膳食推荐摄入量

	维生素 A RNI RE (μg)	维生素 D RNI μg	维生素 E AI α-TE (mg)	维生素 K AI μg
孕妇（早）	700	10	14	80
孕妇（中）	770	10	14	80
孕妇（晚）	770	10	14	80
乳母	1300	10	17	85

注：RE 为视黄醇当量，α-TE 为 α- 生育酚当量，RNI 为推荐摄入量，AI 为适宜摄入量。

水溶性维生素的每日膳食推荐摄入量

	孕妇（早）	孕妇（中）	孕妇（晚）	乳母
维生素 B_1 RNI mg	1.2	1.4	1.5	1.5
维生素 B_2 RNI mg	1.2	1.4	1.5	1.5
维生素 B_6 RNI mg	2.2	2.2	2.2	1.7
维生素 B_{12} RNI μg	2.9	2.9	2.9	3.2
泛酸 AI mg	6.0	6.0	6.0	7.0
叶酸 RNI μgDEF	600	600	600	550
烟酸 RNI mgNE	12	12	12	15
胆碱 AI mg	420	420	420	520
生物素 AI μg	40	40	40	50
维生素 C RNI mg	100	115	115	150

注：RNI 为推荐摄入量，AI 为适宜摄入量

叶酸当量，μgDEF= 天然食物来源（μg）+1.7× 合成叶酸（μg）。

那些藏于人体内的"矿物质"

人体内的元素除碳氢氧氮以有机物的形式存在外，其余的统称为矿物质。

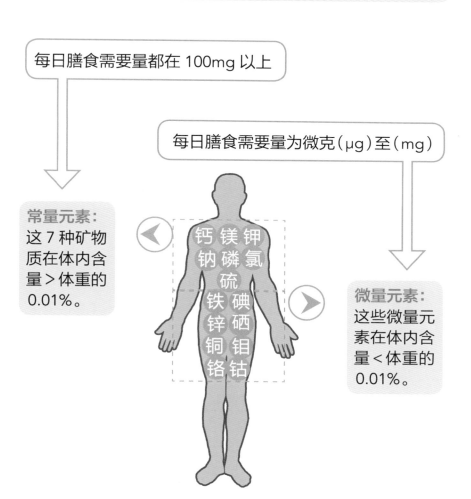

每日膳食需要量都在 100mg 以上

常量元素：
这 7 种矿物质在体内含量＞体重的 0.01%。

钙 镁 钾
钠 磷 氯
硫
铁 碘
锌 硒
铜 钼
铬 钴

每日膳食需要量为微克（μg）至（mg）

微量元素：
这些微量元素在体内含量＜体重的 0.01%。

WHO（世界卫生组织）及 FAO（联合国粮农组织）将微量元素分为三类：

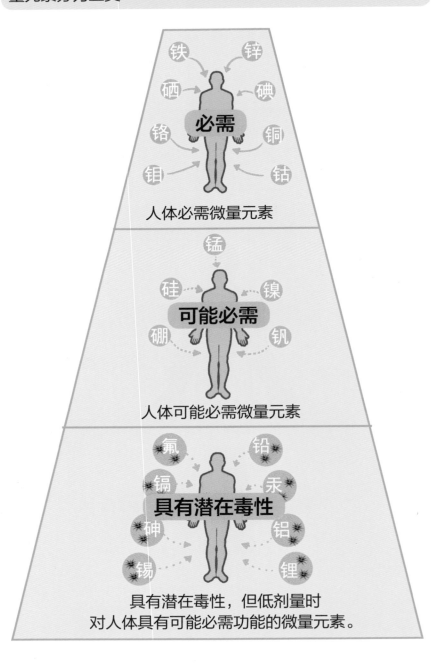

铁　锌
硒　碘
必需
铬　铜
钼　钴
人体必需微量元素

锰
硅　镍
可能必需
硼　钒
人体可能必需微量元素

氟　铅
镉　汞
具有潜在毒性
砷　铝
锡　锂
具有潜在毒性，但低剂量时
对人体具有可能必需功能的微量元素。

矿物质（常量／微量元素）的每日膳食推荐量

矿物质	孕早期	孕中期	孕晚期	乳母
钙 RNI/ mg	800	1000	1000	1000
钾 AI/ mg	2000	2000	2000	2400
镁 RNI/ mg	370	370	370	330
铁 AI/ mg	20	24	29	24
碘 RNI/μg	230	230	230	240
锌 RNI/ mg	9.5	9.5	9.5	12
硒 RNI/μg	65	65	65	78

注：RNI 为推荐摄入量，AI 为适宜摄入量 1g=1000mg，
1mg=1000μg。

膳食纤维：不仅仅只是帮助排泄！

你好了没？

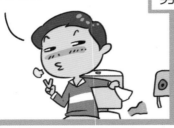

男厕

没呢，要不你先走！

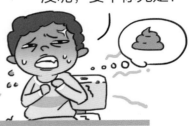

是不是便秘了？叫你平时多吃膳食纤维，你就是不听！

好不容易爬上食物链顶端就是为了吃草的吗？

人家才不仅仅是根"草"！

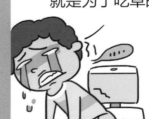

明明还分可溶性膳食纤维和非可溶性膳食纤维的好吗！

膳食纤维

可溶性膳食纤维	非可溶性膳食纤维
包括： • 果胶 • 树胶 • 半纤维素 	包括： • 纤维素 • 木质素 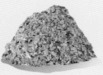

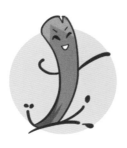

除了帮助消化、加速排泄，人家还有好多其他作用的！

降低血清胆固醇，预防冠心病。可溶性纤维（果胶、树胶、豆胶）的降脂作用较明显，不溶性膳食纤维无此作用！

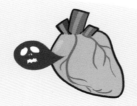

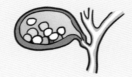

预防胆石形成，减少胆石症的发生。

预防结肠癌。

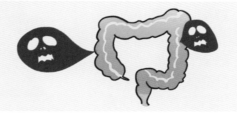

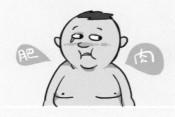

防止能量过剩和肥胖。

维持血糖正常平衡，有利于糖尿病病人控制血糖。

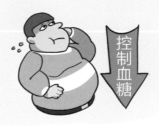

控制血糖

说了半天我要到哪里去找你啊？

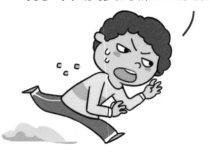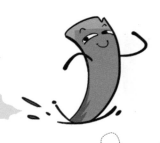

膳食纤维的食物来源

谷粒 完整谷粒（含皮）中含有大量的膳食纤维	小麦　大米　燕麦 小黑麦　小米　高粱
豆类、坚果	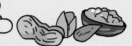
麸皮、米糠 含有大量纤维素、半纤维素和木质素	
果蔬 含有较多的果胶	 柑桔　苹果　香蕉　柠檬　白菜 甜菜　苜蓿　豌豆　蚕豆

小贴士： 成人以每日摄入 25～30 克膳食纤维为宜。

第三章 | 孕期该怎么吃

亲爱的 我们要个孩子吧（一）

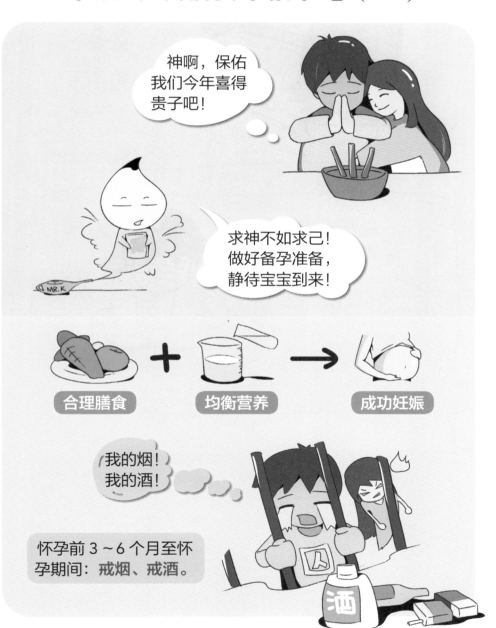

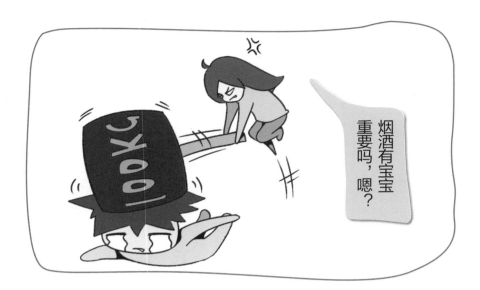

烟酒有宝宝重要吗，嗯？

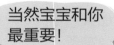当然宝宝和你最重要！

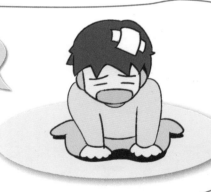

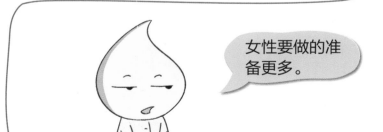女性要做的准备更多。

备孕女性营养指南 "10+4"

一般人群膳食指南 10 条原则

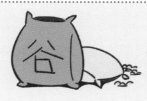

◀ 1. 食物多样，谷类为主，粗细搭配

2. 多吃蔬菜水果和薯类 ▶

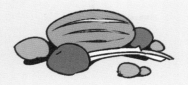

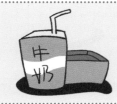

◀ 3. 每天吃奶类、大豆或豆制品

4. 常吃适量鱼、禽、蛋和瘦肉 ▶

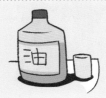

◀ 5. 减少烹调油用量，吃清淡少盐膳食

6. 食不过量，天天运动，
   保持健康体重 ▶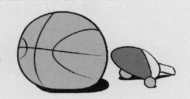

 ◀ 7. 三餐分配要合理，零食要适当

8. 每天足量饮水，合理选择饮料 ▶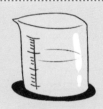

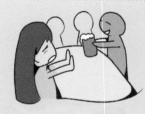 ◀ 9. 如必须饮酒，则应限量

10. 吃新鲜卫生的食物 ▶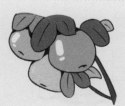

备孕女性还要关注以下 4 点

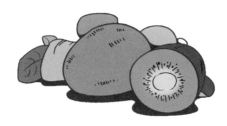

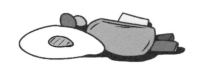

1. 多摄入富含叶酸的食物或补充叶酸

2. 常吃含铁元素丰富的食物

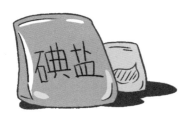

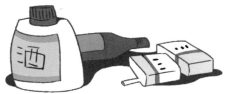

3. 保证摄入加碘食盐，适当增加海产品的摄入

4. 戒烟、禁酒（烟酒导致智力低下）

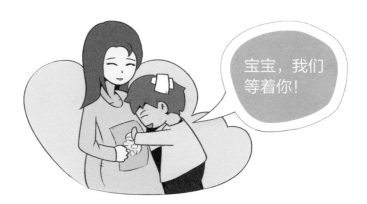

宝宝，我们等着你！

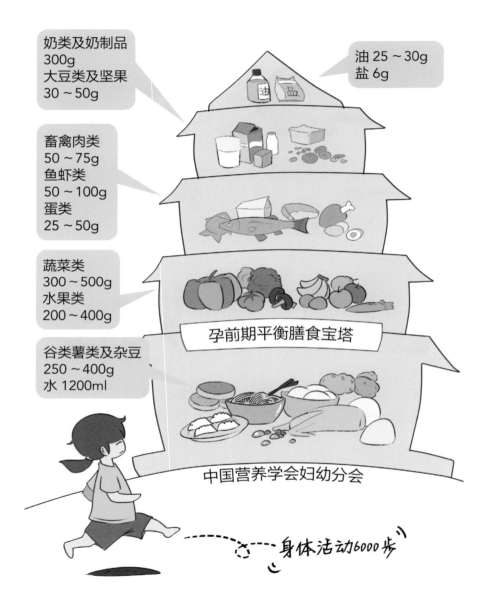

奶类及奶制品
300g
大豆类及坚果
30～50g

油 25～30g
盐 6g

畜禽肉类
50～75g
鱼虾类
50～100g
蛋类
25～50g

蔬菜类
300～500g
水果类
200～400g

孕前期平衡膳食宝塔

谷类薯类及杂豆
250～400g
水 1200ml

中国营养学会妇幼分会

身体活动6000步

亲爱的 我们要个孩子吧（二）

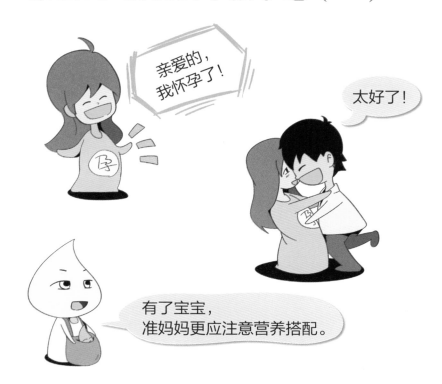

孕早期营养指导"10+5"

在一般人群膳食指南10条原则基础上增加5条内容：

1. 膳食清淡、适口

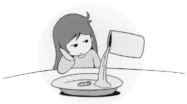

降低怀孕早期妊娠反应，
使孕妇多摄取食物

2. 少食多餐

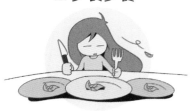

保证进食量

3. 保证摄入足量富含碳水化合物的食物

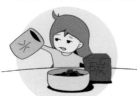

每天至少摄入150g 主食（约合谷类 200g）

4. 补充叶酸

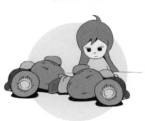

多摄入富含叶酸的食物

5. 戒烟、禁酒

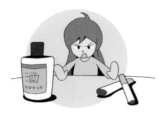

烟酒导致胎儿发育不良

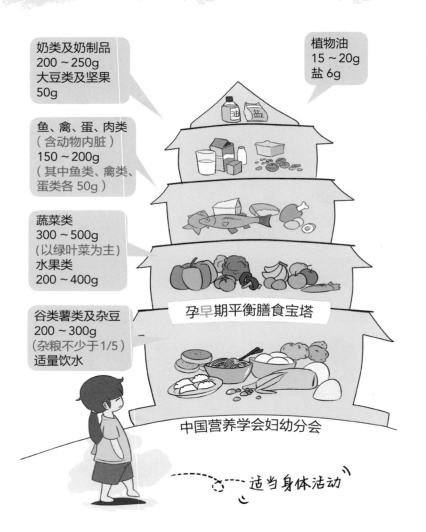

奶类及奶制品
200～250g
大豆类及坚果
50g

植物油
15～20g
盐 6g

鱼、禽、蛋、肉类
（含动物内脏）
150～200g
（其中鱼类、禽类、
蛋类各 50g）

蔬菜类
300～500g
（以绿叶菜为主）
水果类
200～400g

谷类薯类及杂豆
200～300g
（杂粮不少于1/5）
适量饮水

孕早期平衡膳食宝塔

中国营养学会妇幼分会

适当身体活动

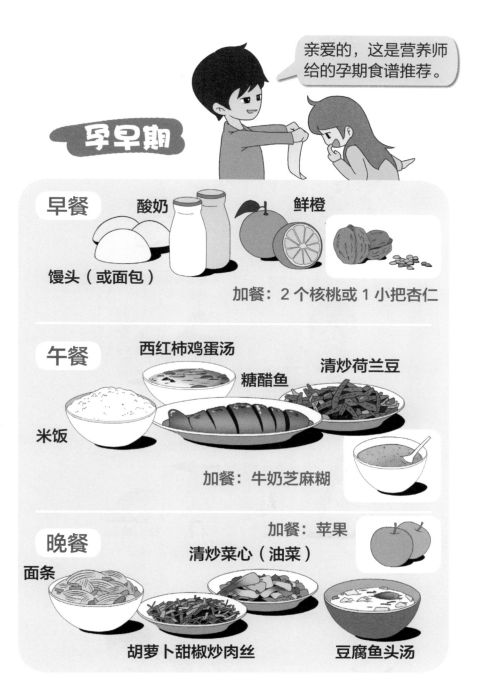

亲爱的，这是营养师给的孕期食谱推荐。

孕早期

早餐

酸奶

鲜橙

馒头（或面包）

加餐：2 个核桃或 1 小把杏仁

午餐

西红柿鸡蛋汤

糖醋鱼

清炒荷兰豆

米饭

加餐：牛奶芝麻糊

晚餐

加餐：苹果

清炒菜心（油菜）

面条

胡萝卜甜椒炒肉丝

豆腐鱼头汤

孕中、晚期营养指导"10+5"

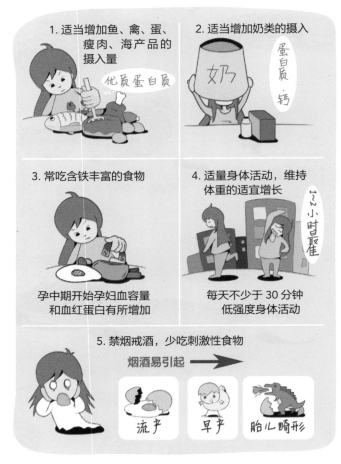

1. 适当增加鱼、禽、蛋、瘦肉、海产品的摄入量

优质蛋白质

2. 适当增加奶类的摄入

奶

蛋白质、钙

3. 常吃含铁丰富的食物

孕中期开始孕妇血容量和血红蛋白有所增加

4. 适量身体活动,维持体重的适宜增长

1~2小时最佳

每天不少于30分钟低强度身体活动

5. 禁烟戒酒,少吃刺激性食物

烟酒易引起 ➡️

流产　早产　胎儿畸形

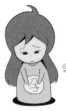

这个要多吃那个不能吃,唉,怀孕要注意的事情好多啊……

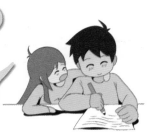

亲爱的别怕,我帮你记着!

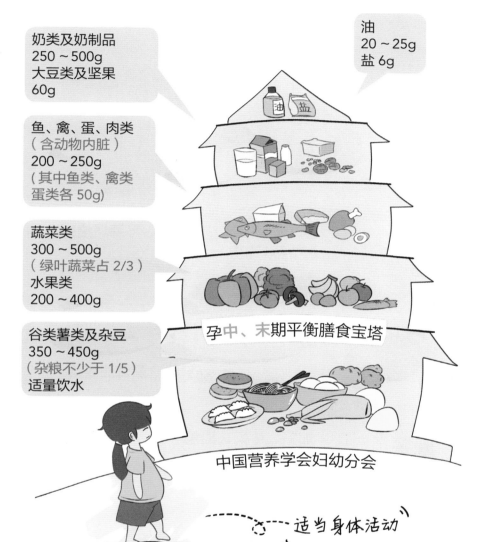

奶类及奶制品
250～500g
大豆类及坚果
60g

油
20～25g
盐 6g

鱼、禽、蛋、肉类
（含动物内脏）
200～250g
（其中鱼类、禽类
蛋类各 50g)

蔬菜类
300～500g
（绿叶蔬菜占 2/3)
水果类
200～400g

谷类薯类及杂豆
350～450g
（杂粮不少于 1/5)
适量饮水

孕中、末期平衡膳食宝塔

中国营养学会妇幼分会

适当身体活动

孕中期

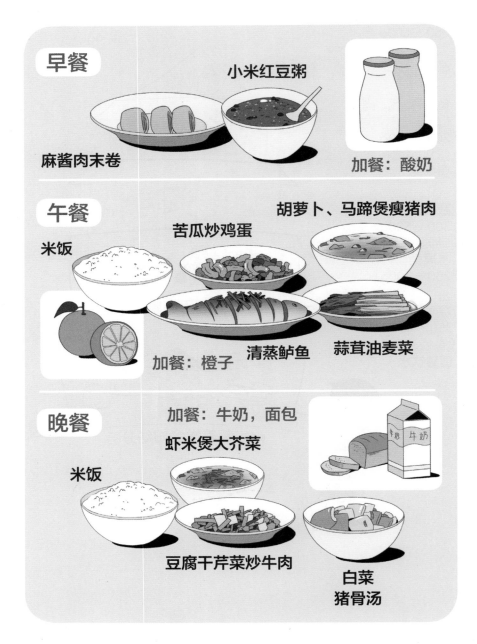

早餐

小米红豆粥

麻酱肉末卷

加餐：酸奶

午餐

胡萝卜、马蹄煲瘦猪肉

苦瓜炒鸡蛋

米饭

加餐：橙子 　清蒸鲈鱼 　蒜茸油麦菜

晚餐

加餐：牛奶，面包

虾米煲大芥菜

米饭

豆腐干芹菜炒牛肉

白菜
猪骨汤

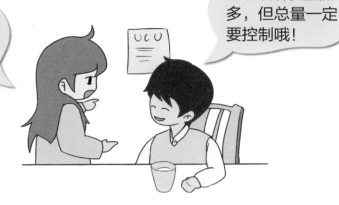

孕中期膳食构成

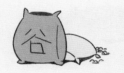

谷类 350～450g

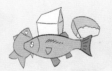

鱼、禽、瘦肉交替选用约 150g

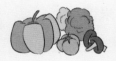

蔬菜 500g（其中绿叶菜 300g）

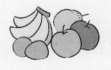

水果 150～200g

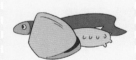

每周进食 1 次海产品

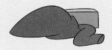

每周进食 1 次约 25g 动物肝脏或动物血

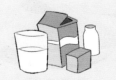

牛奶或酸奶 250g

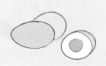

鸡蛋每日 1 个

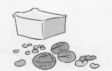

大豆制品 50～100g

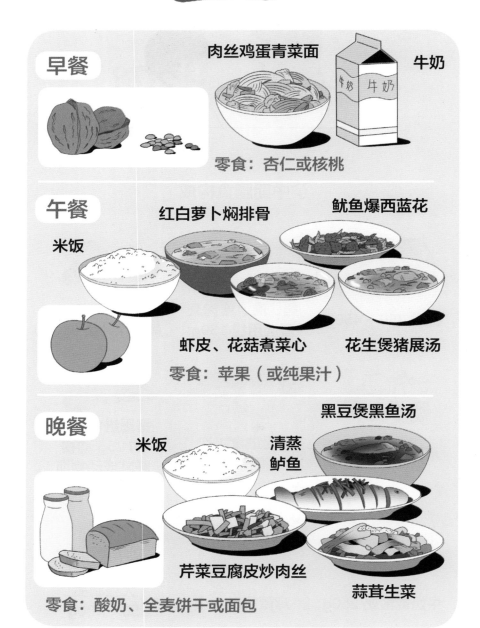

孕晚期

早餐

肉丝鸡蛋青菜面　牛奶

零食：杏仁或核桃

午餐

米饭　红白萝卜焖排骨　鱿鱼爆西蓝花

虾皮、花菇煮菜心　花生煲猪展汤

零食：苹果（或纯果汁）

晚餐

米饭　清蒸鲈鱼　黑豆煲黑鱼汤

芹菜豆腐皮炒肉丝　蒜茸生菜

零食：酸奶、全麦饼干或面包

孕晚期膳食构成

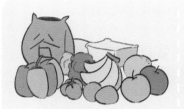

保证谷类、豆类、蔬菜、水果的摄入

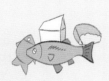

鱼、禽、蛋、瘦肉合计每日250g

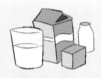

每日饮奶至少250ml，同时在营养师建议下补充钙剂

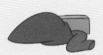

每周进食动物肝脏1次，动物血1次

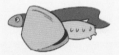

每周至少3次鱼类（其中至少1次海产鱼类）

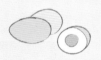

每日1个鸡蛋

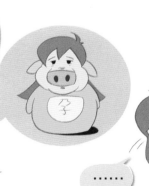

亲爱的，你肯定是世界上最美的猪！

唉，看来为了宝宝，我真得吃成猪了……

1. 每位孕妇应结合自身体质和运动量制定个性化食谱。

2. 营养摄入要全面均衡，但不能过量。

3. 孕期体重增长要控制在12公斤左右，成为健康美丽的好妈妈。

亲爱的 我们要个孩子吧（三）

医生，我现在这也得吃那也得吃，有没有什么是怀孕时不能吃的？

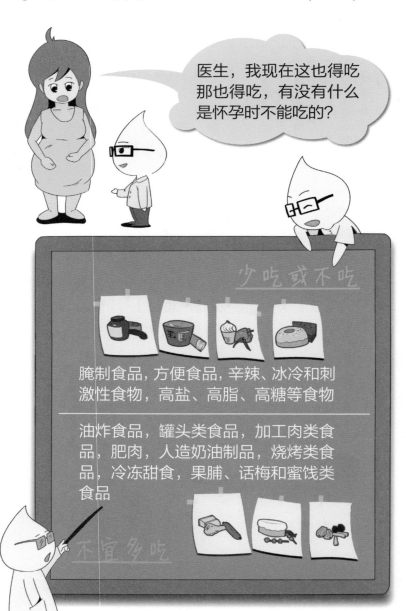

少吃或不吃

腌制食品，方便食品，辛辣、冰冷和刺激性食物，高盐、高脂、高糖等食物

油炸食品，罐头类食品，加工肉类食品，肥肉，人造奶油制品，烧烤类食品，冷冻甜食，果脯、话梅和蜜饯类食品

不宜多吃

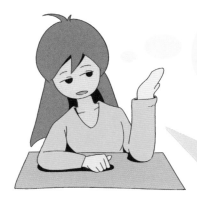

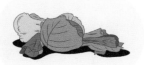

医生，我有个小姐妹是素食主义者，也想要孩子，会有影响吗？

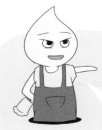

优质蛋白质

必需氨基酸

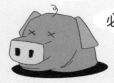

很多营养成分来源于**动物性食物**

素食会造成优质蛋白质摄入不足

⬇

免疫力下降、记忆力下降、贫血、消化不良

⬇

影响宝宝发育

都说孕期补钙很重要，到底该如何补呢？

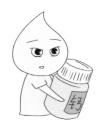

中国营养学会推荐孕妈在孕中晚期每日摄入钙 1000mg。

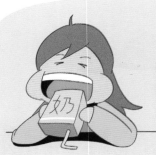

每日 300 毫升牛奶或相当量的奶制品，补充 300～500mg 钙剂

增加户外活动，接受紫外线照射：户外散步，每天坚持 30～40 分钟

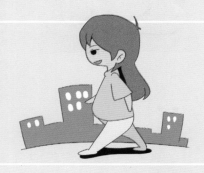

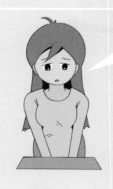

听说有些孕妇会患上妊娠期合并糖尿病，这个病严重吗？

这是孕期最常见的内科合并症，合理饮食、有效控制体重增长是预防关键。

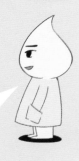

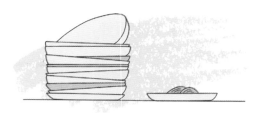

1. 少食多餐，既要保证能量，又要避免饥饿导致的低血糖。

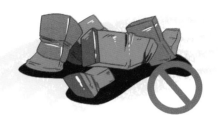

2. 选择低能量食物，不吃或少吃动物脂肪。

3. 控制高淀粉和高糖食物摄入，主食摄入宜粗细搭配，水果要限量。

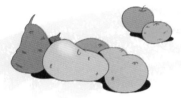

4. 选择含糖量低且含纤维素较多的蔬菜，如各种绿叶蔬菜。

5. 以蒸、煮、炖、拌等烹调方式替代煎、炸，忌高油脂类食物，少吃巧克力、蛋糕等甜食。

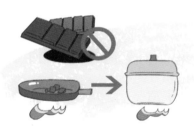

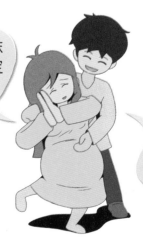

唉……怀孕可真麻烦！不过为了宝宝一切都是值得的！

亲爱的，你太伟大了！

孕期营养补充切忌补过头！（一）

能量

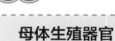

母体生殖器官生长发育	胎儿的生长发育	母体产后泌乳的脂肪储备

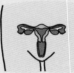 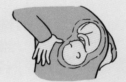 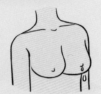

蛋白质 胎儿、胎盘、羊水、血容量增加及母体子宫、乳房等组织的生长发育。

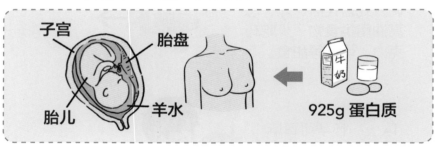

子宫　　胎盘

胎儿　　羊水

925g 蛋白质

脂类 对人类生命早期脑－神经系统和视网膜等的发育有重要作用。

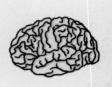 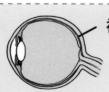

视网膜

推荐摄入量（RNI）

能量

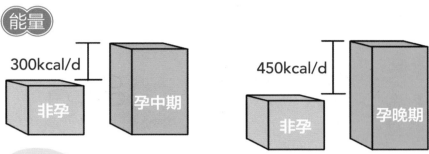

300kcal/d 非孕 孕中期

450kcal/d 非孕 孕晚期

注：
密切监测和控制孕期每周体重，以免体重过多增长。

蛋白质

孕中期　　　　　　　　孕晚期

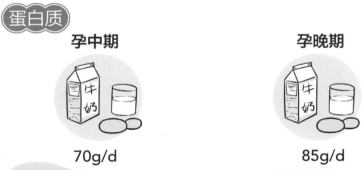

70g/d　　　　　　　　85g/d

注：
非孕妇女蛋白质的推荐摄入量为 55g/d。

脂类

孕中期、孕晚期

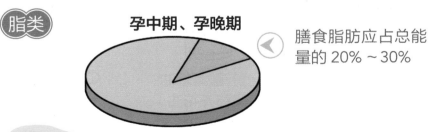

膳食脂肪应占总能量的 20%～30%

注：
孕期需 3～4kg 的脂肪积累以备产后泌乳。

营养素的来源

 能量
营养素密度高的食物如豆类

蛋白质

谷物

 大豆制品

 鱼肉

禽肉

蛋奶

脂类

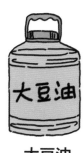 大豆油

茶油

低芥酸菜籽油
（又称芥花油）

鱼

鱼油

鸡蛋黄

注：数据来源于《中国居民膳食营养素参考摄入量》。

孕期营养补充切忌补过头！（二）

孕期营养补充参考：矿物质

钙 预防骨质疏松，预防新生儿先天性喉软骨软化病、佝偻病等。

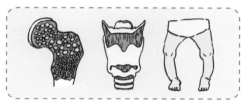

铁 铁缺乏与早产和婴儿低出生体重有关。

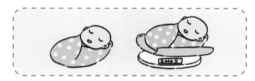

碘 缺碘会导致：孕妇甲状腺功能减退，胎儿克汀病（生长发育迟缓、认知能力降低）。

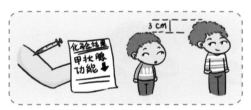

锌 促进胎儿生长发育、预防先天性畸形。

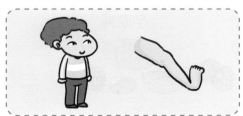

推荐摄入量（RNI）

钙

孕中期	孕晚期

1000mg/d　　　1000mg/d

非孕妇女钙的 RNI 值为 800mg/d，可耐受最高摄入量（UL）为 2000mg/d。

铁

孕中期	孕晚期

24mg/d　　　29mg/d

非孕妇女铁的 RNI 值为 20mg/d，UL 值为 42mg/d。

碘

孕中期	孕晚期

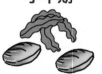

230g/d　　　230g/d

非孕妇女碘的 RNI 值为 120g/d，UL 值为 600g/d。

锌

孕中期	孕晚期

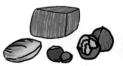 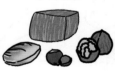

9.5mg/d　　　9.5mg/d

非孕妇女锌的 RNI 值为 7.5mg/d，UL 值为 40mg/d。

营养来源

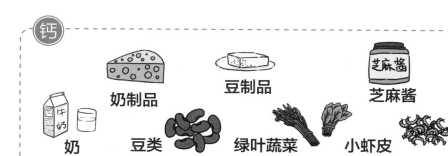

钙

奶制品　豆制品　芝麻酱
奶　豆类　绿叶蔬菜　小虾皮

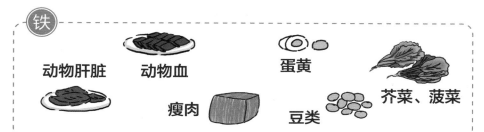

铁

动物肝脏　动物血　蛋黄
瘦肉　豆类　芥菜、菠菜

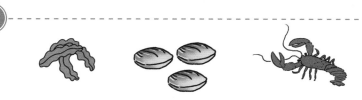

碘

每周进食一次富含碘的海产品。

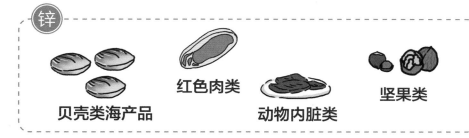

锌

贝壳类海产品　红色肉类　动物内脏类　坚果类

注：数据来源于《中国居民膳食营养素参考摄入量》。

孕期营养补充切忌补过头！（三）

脂溶性维生素

维生素 A 缺乏可导致：

早产　　胎儿宫内发育迟缓　　婴儿低出生体重

维生素 D 缺乏可导致：

新生儿低钙血症　　手足抽搐　　母体骨质软化症

维生素 E 预防新生儿溶血

维生素 K 缺乏可导致：

 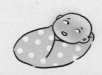

凝血过程受阻　　维生素 K 缺乏性出血症

056

推荐摄入量（RNI）

 维生素A　孕中期　　孕晚期

770gRE/d　　　770gRE/d

非孕妇女维生素A的RNI值为700gRE/d，可耐受最高摄入量为3000gRE/d。

 维生素D　孕中期　　孕晚期

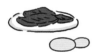

10μg/d　　　10μg/d

可耐受最高摄入量为50μg/d。

 维生素E　孕中期　　孕晚期

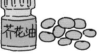 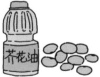

14mg/d　　　14mg/d

此为适宜摄入量。

 维生素K　孕中期　　孕晚期

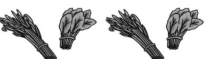

80μg/d　　　80μg/d

此为适宜摄入量。

营养素来源

维生素 A

牛奶

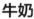
动物肝脏

蛋黄

深绿色、黄红色蔬菜

水果

维生素 D

动物肝脏

蛋类

乳类

维生素 E

粮谷

豆类

果仁

各种植物油

维生素 K

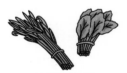
绿叶蔬菜

注：数据来源于《中国居民膳食营养素参考摄入量》。

孕期营养补充切忌补过头！（四）

水溶性维生素

维生素 B₁ 预防新生儿维生素 B_1 缺乏症。

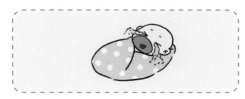

维生素 B₂ 预防胎儿生长发育迟缓、缺铁性贫血。

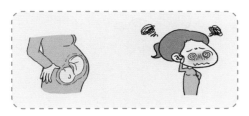

维生素 B₆ 辅助治疗早孕反应、预防妊娠性高血压综合征。

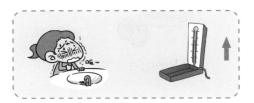

叶酸 叶酸不足导致出生低体重、胎盘早剥和神经管畸形。

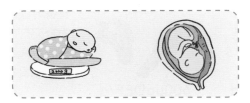

维生素 B₁

孕中期

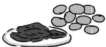

1.4mg/d

孕晚期

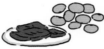

1.5mg/d

非孕妇女维生素 B_1 的推荐摄入量 1.2mg/d。

维生素 B₂

孕中期

1.4mg/d

孕晚期

1.5mg/d

非孕妇女维生素 B_2 的推荐摄入量为 1.2mg/d。

维生素 B₆

孕中期

2.2mg/d

孕晚期

2.2mg/d

非孕妇女维生素 B_6 的推荐摄入量为 1.4mg/d。

叶酸

孕中期

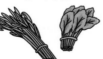

600μgDEF/d

孕晚期

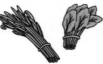

600μgDEF/d

食物叶酸的生物利用率仅为补充剂的 50%，因此补充 400μg/d 叶酸或食用叶酸强化食物更为有效。

营养素来源

维生素 B₁

动物内脏如
肝、心、肾

瘦肉

粗加工的粮谷类

豆类

维生素 B₂

肝脏

蛋黄

肉类

奶类

谷类

蔬菜
水果

维生素 B₆

动物肝脏

肉类

豆类

坚果（瓜子、核桃）

叶酸

肝脏

豆类

深绿色叶菜

注：数据来源于《中国居民膳食营养素参考摄入量》。

带"球"运动？
怀孕的女人果然难伺候！（一）

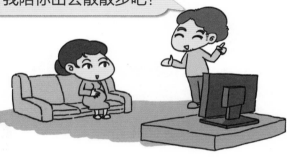

老婆，我陪你出去散散步吧！

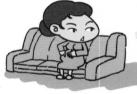

不要，你知道这肚子有多重吗？走路多累啊！

可医生说，孕期应该适量运动啊！

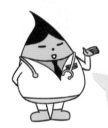

确实，孕妇的身体变化非常显著。

循环血容量

心搏出量

肺通气

基础代谢率

⟶ 增加

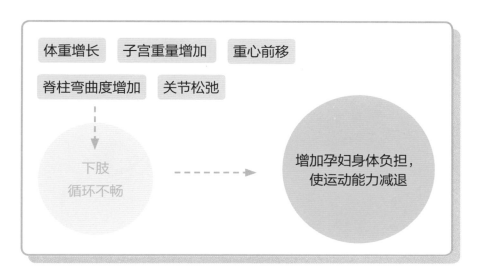

体重增长　子宫重量增加　重心前移

脊柱弯曲度增加　关节松弛

下肢
循环不畅

增加孕妇身体负担，
使运动能力减退

因此，孕期的女性往往不愿主动参加运动，但是运动对孕妇身心的好处是很显著的。

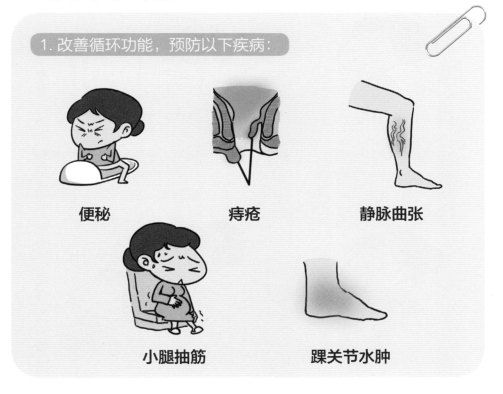

1. 改善循环功能，预防以下疾病：

便秘　　　　　痔疮　　　　　静脉曲张

小腿抽筋　　　　踝关节水肿

2. 提高睡眠质量，延长睡眠时间。

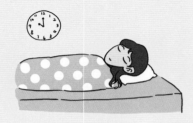
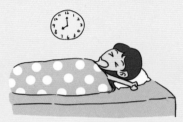

3. 减轻情绪不良，增强控制力。

4. 降低并发症的风险：妊娠期糖尿病和妊娠期高血压。

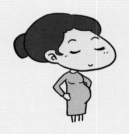
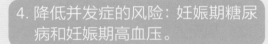
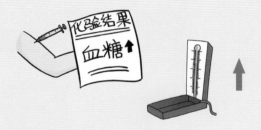

5. 加强身体的平衡能力、柔韧性。

6. 增强腹肌、腰背肌和骨盆底肌的能力，从而帮助顺利分娩。

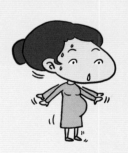
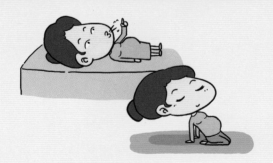

7. 控制妊娠期体重增长。

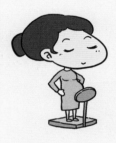

8. 提高全身肌肉活动能力，促进血液循环。

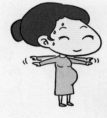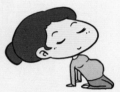

9. 增进食欲，使胎儿得到更多的营养。

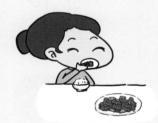

10. 促进胎儿的大脑和肌肉的健康发育。

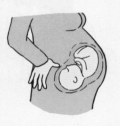

好吧，既然医生这么说了，那么亲爱的，快扶哀家去散步！

怀孕的女人果然难伺候啊……

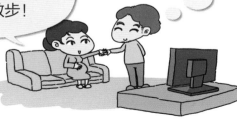

带"球"运动？
怀孕的女人果然难伺候！（二）

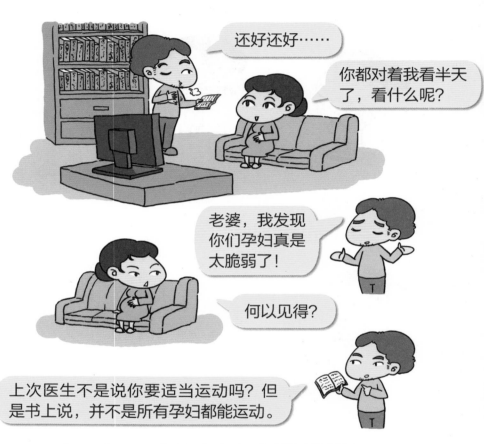

还好还好……

你都对着我看半天了，看什么呢？

老婆，我发现你们孕妇真是太脆弱了！

何以见得？

上次医生不是说你要适当运动吗？但是书上说，并不是所有孕妇都能运动。

怀孕之后，身体的改变会影响运动能力

胎儿发育

其他身体器官改变

需要更多氧气和能量

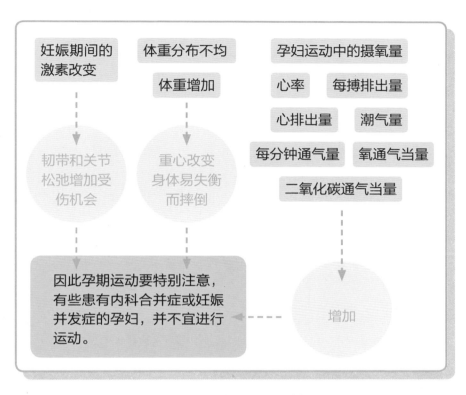

妊娠期间的激素改变

体重分布不均

体重增加

孕妇运动中的摄氧量

心率　每搏排出量

心排出量　潮气量

每分钟通气量　氧通气当量

二氧化碳通气当量

韧带和关节松弛增加受伤机会

重心改变身体易失衡而摔倒

因此孕期运动要特别注意，有些患有内科合并症或妊娠并发症的孕妇，并不宜进行运动。

增加

孕期有氧运动的绝对禁忌证

1. 血流动力学异常的心脏病

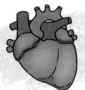

2. 限制性肺部疾病

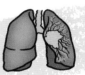

3. 中晚孕期的持续性出血

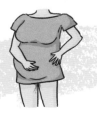

4. 中晚孕期的胎盘前置

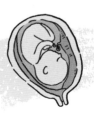

5. 有先兆早产的征兆

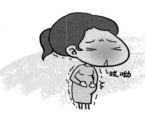

6. 宫颈功能不全、宫颈
环扎手术后

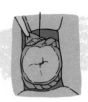

7. 胎膜早破

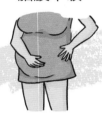

8. 多胎妊娠

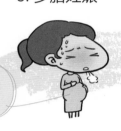

孕期有氧运动的相对禁忌证

1. 极度肥胖

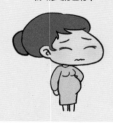

2. 极度低体重

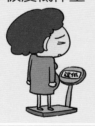

3. 极度静坐，少动生活史

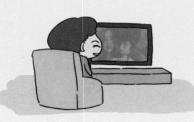

4. 严重贫血

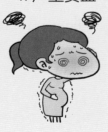

5. 营养不良或进食异常
（厌食症，食欲过盛）

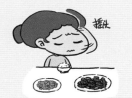

6. 未经评估的心律失常

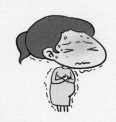

7. 重度吸烟者

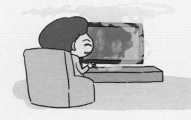

8. 慢性支气管炎

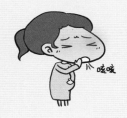

9. 未能有效控制的
1 型糖尿病

又想尿尿了

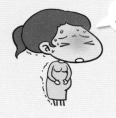

10. 未能有效控制的
高血压

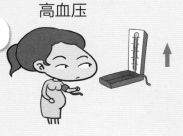

11. 未能有效控制的癫痫

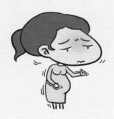

12. 未能有效控制的
甲状腺功能亢进

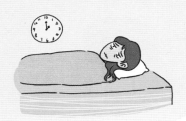

13. 运动功能受限

14. 胎儿宫内生长受限

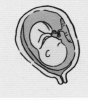

15. 孕妇子宫畸形

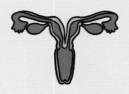

16. 孕妇有严重脊椎侧弯

17. 有自然流产
或早产史

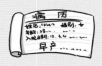

18. 轻、中度心血管或呼吸系统
疾病（如慢性高血压、哮喘）

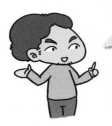

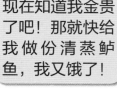
我仔细想了想，还好你没有任何禁忌证，不然就麻烦了。

现在知道我金贵了吧！那就快给我做份清蒸鲈鱼，我又饿了！

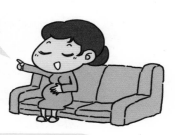

怀孕的女人果然难伺候啊……

带"球"运动？
怀孕的女人果然难伺候！（三）

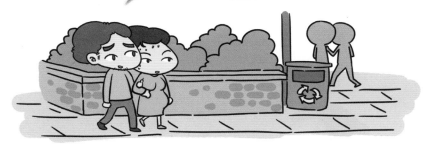

老婆，咱们都走了一个多小时了，回家吧！

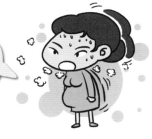

不行！不是说运动有助于顺产吗？
我要顺产！我要运动！

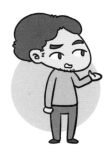

话是这么说，但运动也得有限度啊。

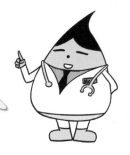

正确！孕妇必须选择适合
自己的运动方式。

适合运动锻炼的时期——孕 12 周后

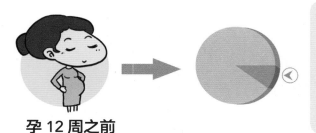

孕 12 周之前

孕 12 周之前，10%～15% 的孕妇会因各种原因有发生自然流产的风险，因此孕 12 周之后进行运动是相对安全的。

运动的频率、强度和时间

推荐

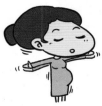

2～3 次 / 周
1 小时之内 / 次

⏱ 心率：135 次 / 分左右

注意

运动时脉搏不能超过 140 次 / 分。

简易可行的评估方式：

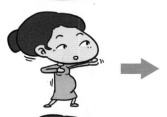

能进行对话：合适强度

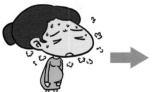

不能对话：运动强度过高

适宜的运动形式

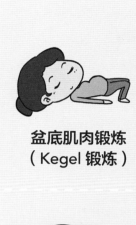

盆底肌肉锻炼
（Kegel 锻炼）

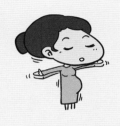

上肢肌肉运动

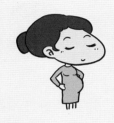

散步

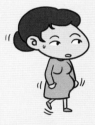

快走

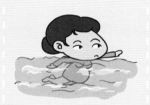

游泳

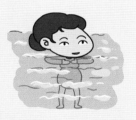

水中运动

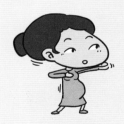

广播操

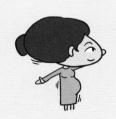

孕妇保健操

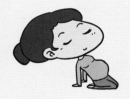

瑜伽

不适宜的运动形式

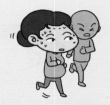
竞赛及身体接触性运动

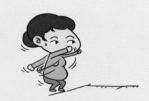
关节过屈或过伸运动

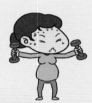
举重运动、平衡及协调性运动、剧烈的跳跃、快速转体

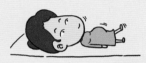
在仰卧姿势下运动

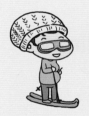
滑雪

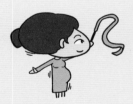
体操运动

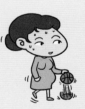
打篮球

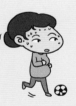
踢足球

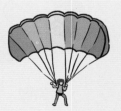
跳伞

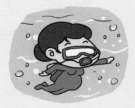
潜水

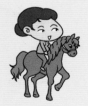
骑马

孕期运动的注意事项

1. 需要有人陪伴

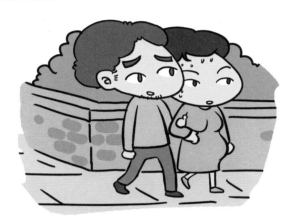

2. 环境

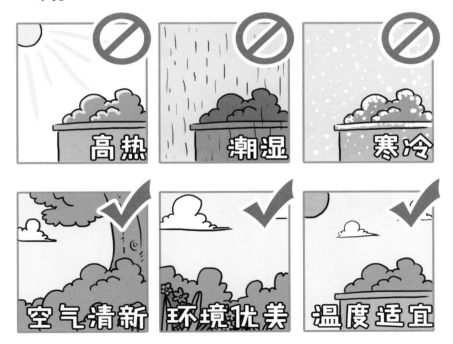

3. 一旦出现以下情况，应及时就医

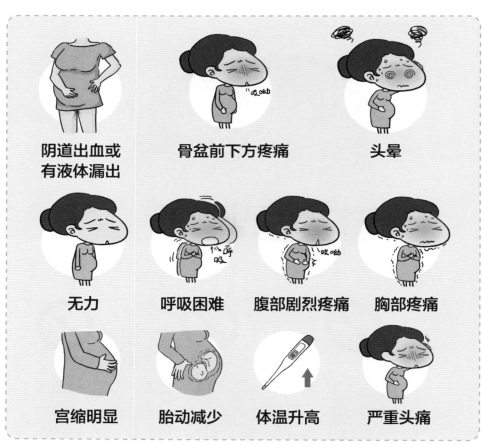

你早说嘛！我早就累得不行了，你抱我回去吧！

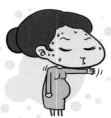

怀孕的女人果然难伺候啊……

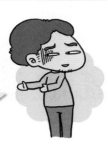

带"球"运动？
怀孕的女人果然难伺候！（四）

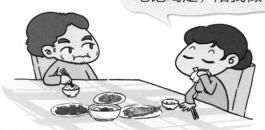

吃饱喝足，陪我做孕妇操去！

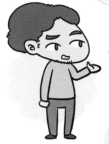

老婆，你才刚吃完饭啊！

这样才有力气去做运动啊！

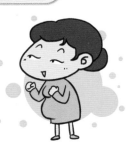

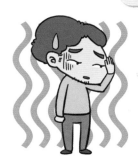

老婆，看来医生说的话你又给忘了。

孕期运动虽然好处多多，但是一定要科学运动。

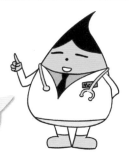

可操作的孕期运动提示

1. 若在怀孕前参加规律的运动，应整个妊娠期坚持这项运动。

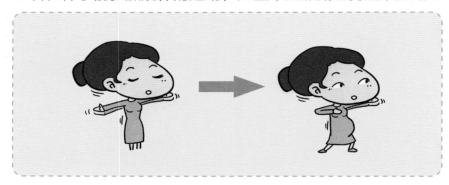

2. 若怀孕后才开始运动，要慢慢开始，不要使自己精疲力尽。

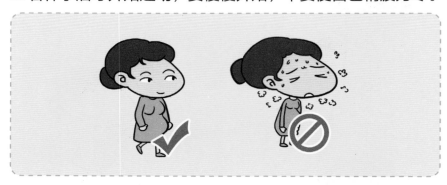

3. 在运动前后进行准备和放松活动。

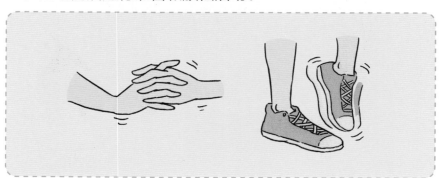

4. 不要运动到上气不接下气的程度。

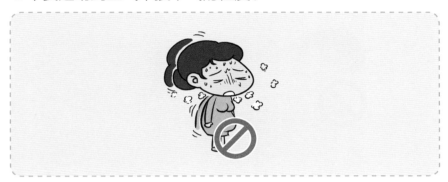

5. 穿着

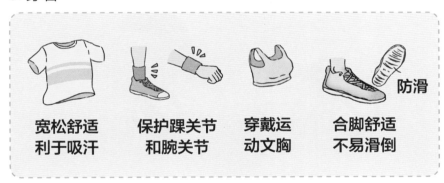

6. 避免在炎热的天气里运动。

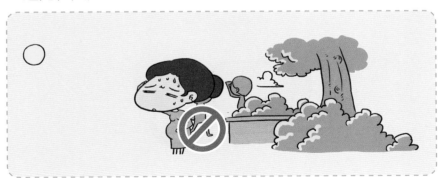

7. 避免在石头或不平的地面跑步或骑车，以免发生踝关节扭伤等损伤。

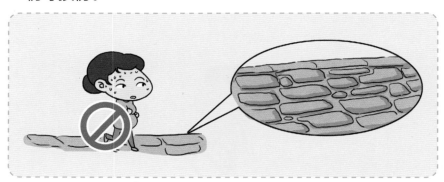

8. 避免在头上负重，以及牵拉后背肌肉的运动。

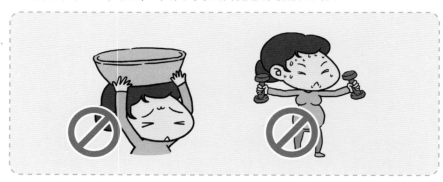

9. 在中孕期或晚孕期，避免平卧的运动，以免减少子宫的血液供应。

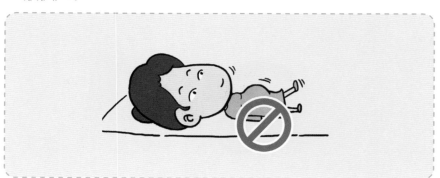

10. 在运动期间经常休息，饮用足够水分，在锻炼前一小时不
    能吃东西。

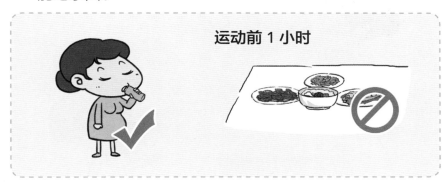

运动前 1 小时

11. 出现以下情况要立即停止锻炼。

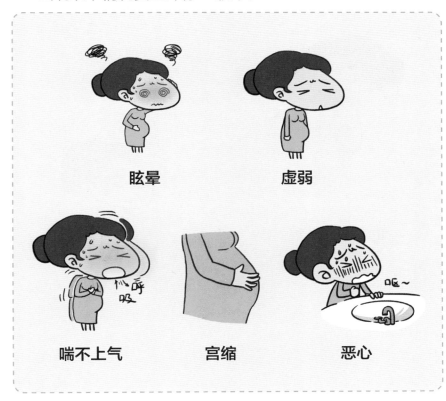

眩晕　　　　　　　虚弱

喘不上气　　　　宫缩　　　　　　恶心

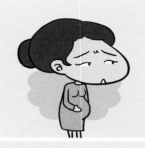

怀孕锻炼居然这么麻烦！

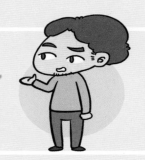

小心驶得万年船嘛！

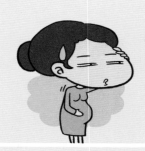

老公，我发现我怀孕之后，你变得越来越啰唆了……

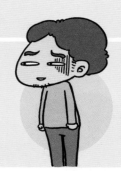

我这都是为了谁啊！怀孕的女人果然难伺候……

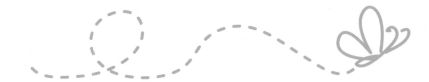

各类日常活动及常见运动的能量消耗值

日常生活	能量消耗 （kcal）	运动以及娱乐	能量消耗 （kcal）
自己进食	108	散步（4km/h）	210
坐厕	245	快走（6.4km/h）	350
穿衣	140	慢跑（7km/h）	420
站立	70	乒乓球	315
洗手	140	羽毛球	385
淋浴	245	游泳（慢）	315
扫地	315	骑车（固定）	245
拖地	539	骑车（快速）	399
铺床	273	有氧舞蹈	420
做饭	210	打牌	105～140
下楼	364	弹钢琴	175
上楼	630	写作（坐）	140

注：以70kg的孕妇计算每小时运动的消耗量（kcal）

孕期适合哪些运动

孕期运动的意义

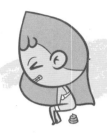

预防便秘、痔疮

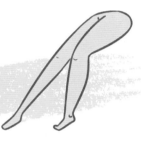

缓解静脉曲张、小腿
抽筋、踝关节水肿

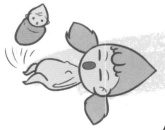

提高睡眠质量

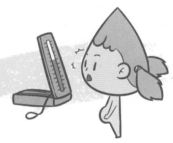

降低妊娠期高血压、
糖尿病的风险

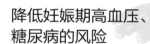

帮助缩短产程

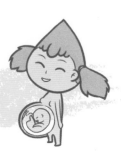

促进胎儿肌肉
和大脑的发育

孕期适宜的运动形式

 （一）盆底肌肉锻炼（Kegel 锻炼）

盆底肌肉锻炼（又称"缩肛锻炼"），被认为是孕期**最安全有益**的运动形式。不仅有助于分娩更顺利，还能**预防漏尿和痔疮**。

 首先，你要找准需要锻炼的肌肉：

尝试在排尿时突然停止排尿时**收紧的肌肉**就是需要锻炼的部分

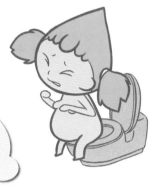

具体锻炼方式

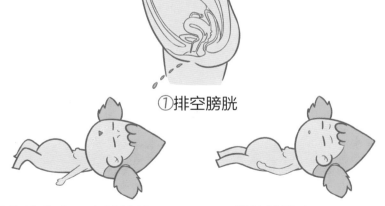

①排空膀胱

②收缩盆底肌肉并持续 2 ～ 5s

③放松肌肉 2 ～ 5s

重复以上动作 10 ～ 15 遍为 1 次治疗，每天至少做 3 次。

（二）上肢运动（注意关节的活动）

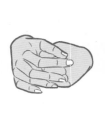 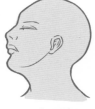 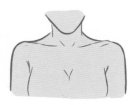

手的小关节　　　　　头颈部　　　　　　肩部

 （三）散步、快走、慢跑等

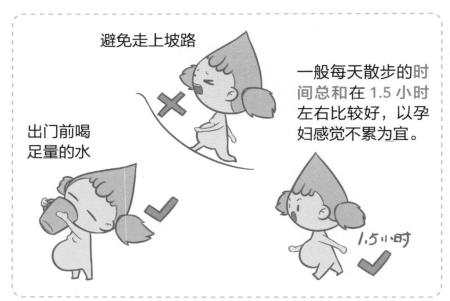

避免走上坡路

出门前喝
足量的水

一般每天散步的时
间总和在 1.5 小时
左右比较好，以孕
妇感觉不累为宜。

1.5小时

小贴士： 除了以上运动，广播操、孕妇保健操、瑜珈等运动也对孕妈和胎儿有好处。建议每周进行 2～3 次，每次运动时长不超过 1 小时。

有些孕妇患有内科并发症或者产科并发症，是**不适宜**进行运动的。

孕期运动的绝对禁忌证：

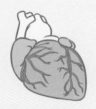

血流动力学异常的心脏病

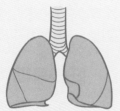

限制性肺部疾病

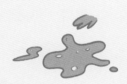

中晚孕期的持续性出血

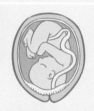

中晚孕期的胎盘前置

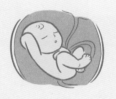

有先兆早产的征兆

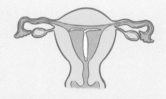

宫颈功能不全 / 宫颈环扎手术后

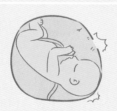

胎膜早破

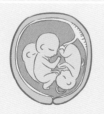

多胎妊娠

第五章

孕期营养与情绪保健

怀孕期间，女人心里在想什么

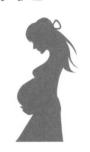

孕期的全过程为 40 周，共计 280 天。这段
时间内，孕妇在心理上要经过：不能耐受
期、适应期、过度负荷期三个过程的反应。

妊娠早期（从闭经开始到 12 周）

什么？我怀孕了？！

初为人母的喜悦（或担忧）

（无意识）以自我为中心

妊娠停经 6 周左右开始有早孕反应，一般在 12 周后自行消失。

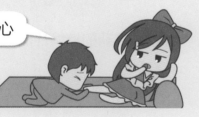

乏力

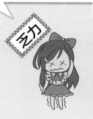

嗜睡

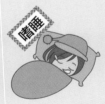

挑食

呕吐

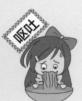

求安慰，求抱抱，还有，人家很烦啦！

尿频

便秘

乳房胀痛

妊娠中期（13～27周）

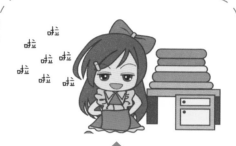

此时孕妇心理状态较好，无需调节。

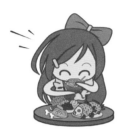

妊娠症状减轻，食欲恢复。

妊娠16～18周能感觉到胎动，产生依赖。

老婆我们的宝宝

感觉到了他在动

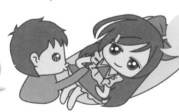

对形体变化产生苦恼。

大饼脸

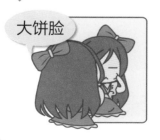

性欲的个体差异较大。

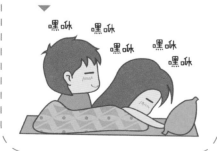

妊娠晚期（28～40周）

妊娠28周后，宫底稍向前、向上压迫膈肌，激素导致骨盆韧带松软，孕妇感到腰酸、髋部轻度痛感。

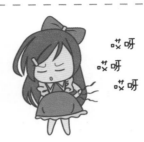

哎呀
哎呀
哎呀

日子——就要到了

临近分娩，产生恐惧。

放心，没有节律的子宫收缩不会导致早产或流产的。

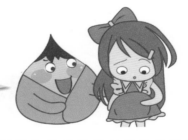

分娩期

别害怕，越紧张分娩时产痛会越剧烈。

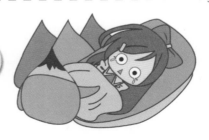

医护人员的分娩教育、亲切关怀和紧密观察产程，对顺利渡过分娩期，减少疼痛十分重要。

产褥期（产后 6～8 周）

分娩结束

产后 7～10 天内出现

产后心绪不良（产后忧郁）

产后 3 周或以后发生

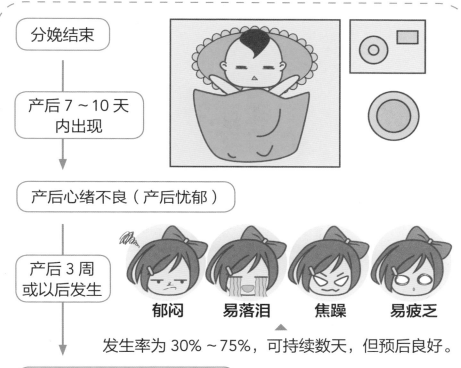

郁闷　　易落泪　　焦躁　　易疲乏

发生率为 30%～75%，可持续数天，但预后良好。

极少数人发展为产后抑郁。

常自责、失去育儿的自信心、对孩子表现出强迫性担心、有时害怕接近新生儿、常有自杀和杀害婴儿的倾向。

病程较产后忧郁长

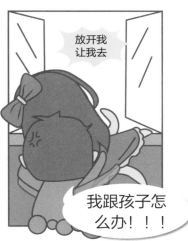

怀孕后，老婆整个人都变了！！！

怀孕前

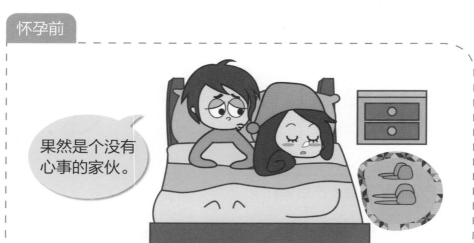

怀孕后

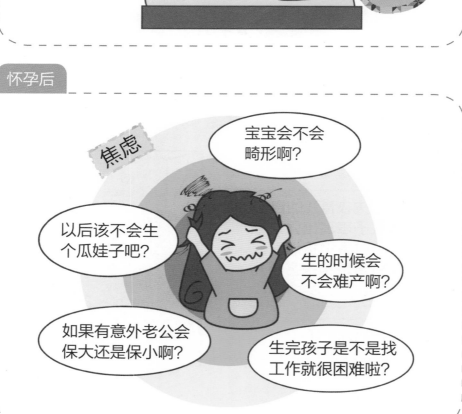

怀孕前

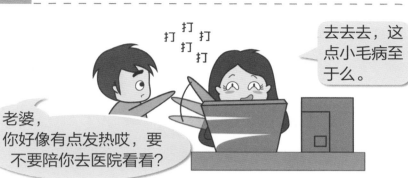

怀孕后

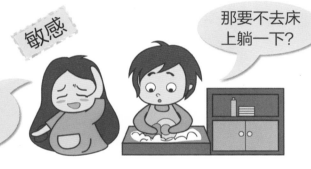

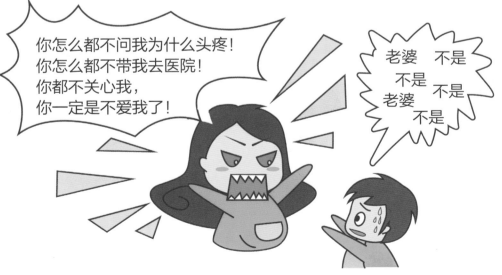

怀孕前

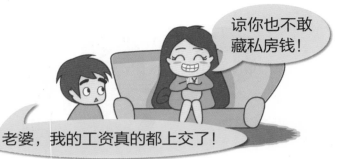

怀孕后

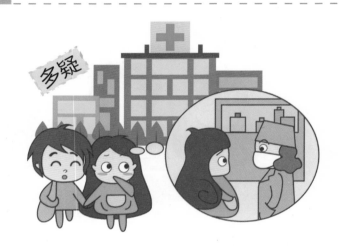

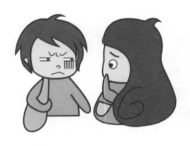

怀孕前

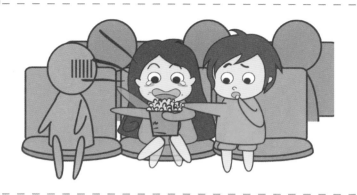

怀孕后

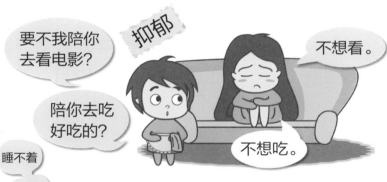

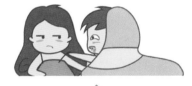

睡眠和觉醒的节律紊乱　　　　　性欲减退或丧失

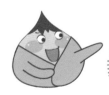

小贴士： 孕期的抑郁表现一般程度较轻微，但持续
时间相对较长，通常发生于妊娠中后期。

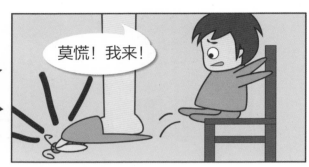

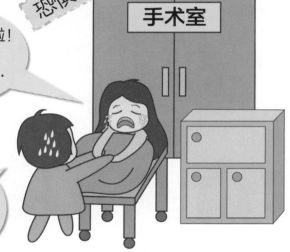

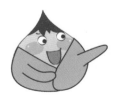 调查显示：孕妇年龄大、孕期焦虑、对分娩恐惧，有这些情况的孕妇更倾向选择剖宫产。

孕妇为什么不能受刺激

原因一：妊娠剧吐

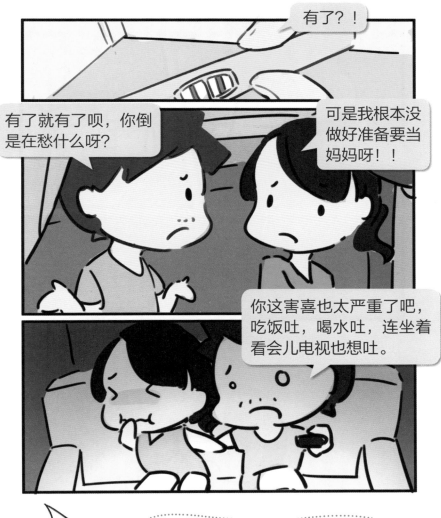

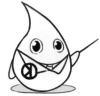

妊娠呕吐也受心理因素的影响，需帮孕妇做好心理建设。

原因二：流产与早产

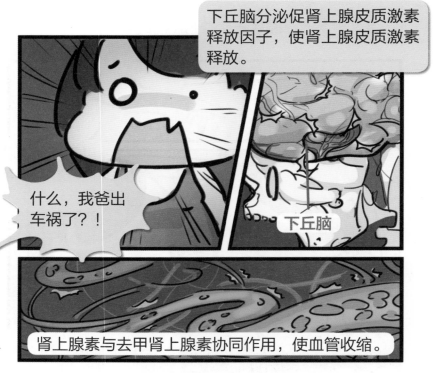

下丘脑分泌促肾上腺皮质激素释放因子，使肾上腺皮质激素释放。

什么，我爸出车祸了？！

下丘脑

肾上腺素与去甲肾上腺素协同作用，使血管收缩。

此时交感、副交感神经高度活动……

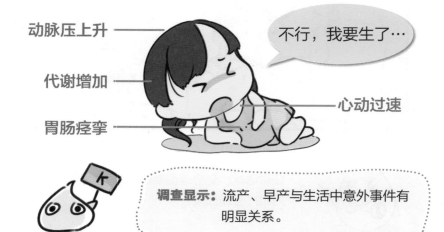

动脉压上升

代谢增加

胃肠痉挛

不行，我要生了…

心动过速

调查显示：流产、早产与生活中意外事件有明显关系。

原因三：妊娠高血压疾病

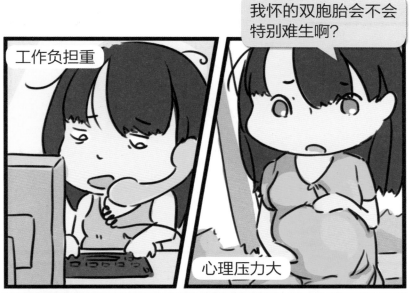

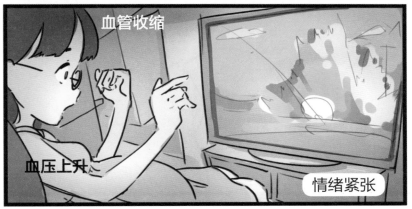

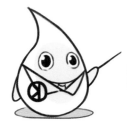

以上这些孕期生活事件都易诱发妊娠高血压。

原因四：难产

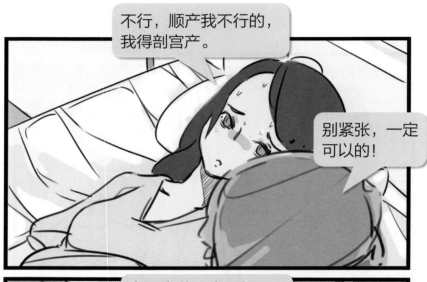

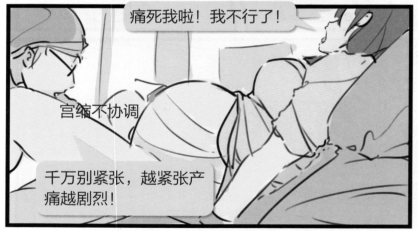

宫缩不协调

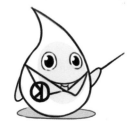

除了胎儿与骨盆因素之外，孕妇精神特别紧张会造成宫缩不协调，从而发展成滞产。

重视妊娠期高血压

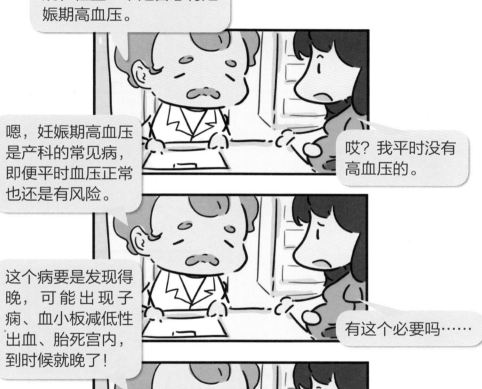

我国妊娠期高血压疾病的发病率为 9.4%，目前国内普遍采用 2000 年美国国家高血压教育项目协作组制定的分类。

1. 妊娠期高血压

- 血压（BP）≥ 140/90mmHg
- 孕期出现，产后 12 周内恢复
- 尿蛋白阴性
- 可伴有上腹不适或血小板减少
- 产后确诊

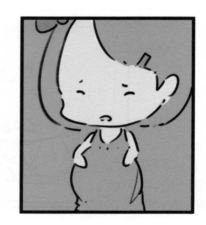

2. 子痫前期

- 孕 20 周后 BP ≥ 140/90mmHg
- 尿蛋白 ≥ 300mg/24h
- 可伴有头痛、头晕、视力改变、上腹不适等症

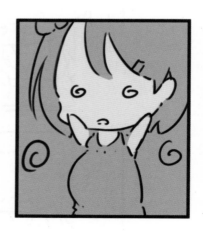

3. 子痫

- 产妇在产前或产后抽搐（无其他原因可以解释）

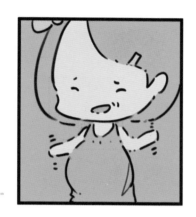

4. 慢性高血压并发子痫前期

- 高血压孕妇孕 20 周后 BP 升高
- 尿蛋白阳性 / 增加或血小板减少

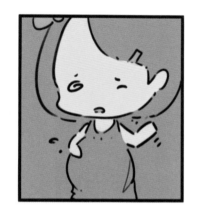

5. 妊娠合并慢性高血压

- 孕前 / 孕 20 周前高血压，孕期无加重

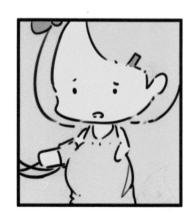

患妊娠期高血压会有哪些症状

轻度妊娠期高血压

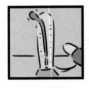

高血压   水肿   尿蛋白阳性

重度子痫前期

头痛	视物模糊	不能忍受强光
乏力	恶心 / 呕吐	少尿
右上腹部疼痛	气短	出血倾向

妊娠期高血压疾病的诊断依赖于病史、临床表现及辅助检查（尿常规，24h 尿蛋白定量，血常规，凝血功能，肝肾功能，眼底检查见动脉痉挛）。

哪些人怀孕后容易得高血压？

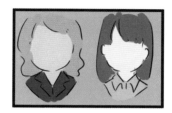

年龄过大（>40 岁）
或过小（<18 岁）

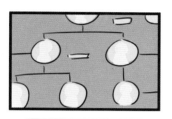

有妊娠期高血压
病史及家族史

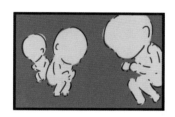

多胎妊娠

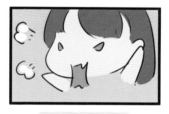

情绪不稳定

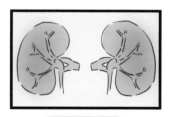

慢性肾炎

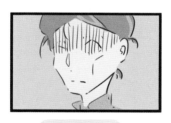

营养不良

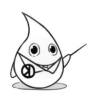

以上这些都属于
妊娠期高血压疾
病的高危人群！

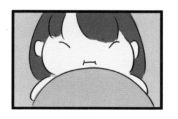

肥胖

妊娠期高血压的预防

1. 加强孕产期保健，增加产前检查频率。

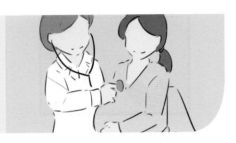

2. 尽量采取左侧卧位，增加胎盘绒毛的血供。

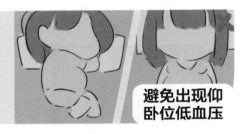

避免出现仰卧位低血压

3. 科学健康饮食。

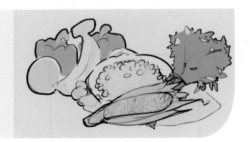

4. 保持心理健康，学习孕产期保健知识。

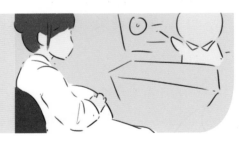

5. 定期监测血压。

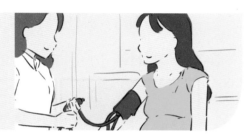

提醒：首次产前检查时应测量一次血压，若血压高于 140mmHg ／ 90mmHg，就可能发生了妊娠期高血压。

6. 定期监测体重变化，
   控制体重增长速度。

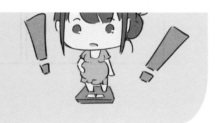

体重增加高于或低于正常范围者（0.5kg／周）均应视为高危妊娠！

7. 及时发现异常，
   及时就医。

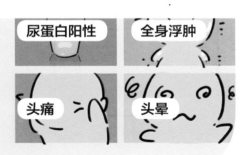

尿蛋白阳性　全身浮肿　头痛　头晕

妊娠期高血压的治疗

1. 基础治疗

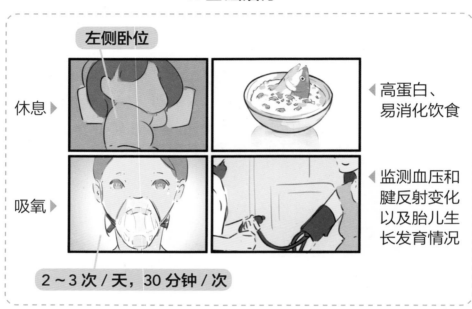

左侧卧位

休息 ▶

吸氧 ▶

2～3 次 / 天，30 分钟 / 次

▶ 高蛋白、
易消化饮食

▶ 监测血压和
腱反射变化
以及胎儿生
长发育情况

2. 服用降压药

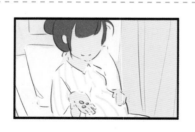

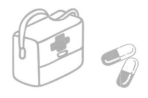

3. 终止妊娠

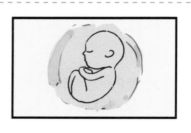

▲

若患有严重的妊娠期高血
压，又已临近预产期，胎
儿发育成熟，医生可能会
决定尽早终止妊娠。

妊娠期高血压饮食"三宝"

一、芹菜

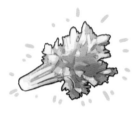

醒脑利尿、
清热凉血、
润肺止咳。

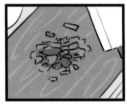

芹菜连根120g

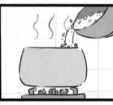

粳米200g

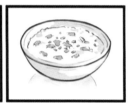

芹菜粥
分早、晚顿服

二、鱼

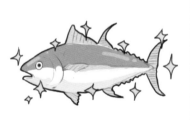

富含优质蛋白质与优质脂肪，对调节血脂有利。

三、鸭肉

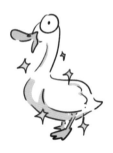

清热凉血。

除了食用以上"三宝"，妊娠期高血压饮食还需遵循以下原则。

1 控制热能摄入量

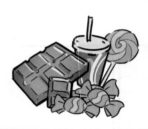

妊娠期间孕妇的体重增加应控制在 10～12kg。

2 控制总脂肪与饱和脂肪的摄入量

脂肪提供的热能不要超过膳食总热能的 30%。

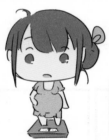

3 防止蛋白质摄入不足

由蛋白质供给的热能必须达到总热能的 15% 以上。

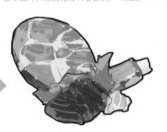

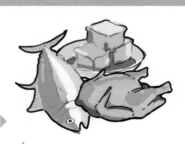

4

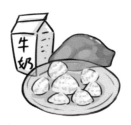

增加钙、锌的摄入量，
供给充足的铁，防治贫血

5

每日摄入蔬菜和水果 500g 以上

含有大量的 B 族维生素 **含钾丰富** **富含维生素 C**

6

每天食盐量不超过 5g

$$酱油\ 5ml = 盐\ 1g$$

母体有钠潴留时，周围血管阻力增大，对血管紧张素的敏感性增强，血压上升。

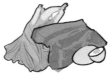

腌制食品含盐高，应避免摄入！ **注意一些调味品的钠含量。**

提醒： 避免食用碱或苏打制作的食物。

缺铁性贫血：孕期不可忽视的一个问题

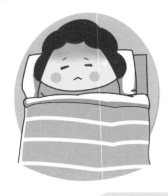

缺铁性贫血（iron deficiency anemia，IDA）是妊娠期最常见的贫血，占整个妊娠期贫血的 90%～95%。

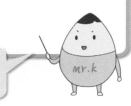

大多数人都认为贫血只是小毛病，真的是这样吗？

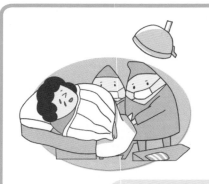

贫血的孕妇抵抗力低下，对分娩、手术和麻醉的耐受力差，妊娠风险增加！

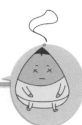

孕妇的极度贫血，还可能造成胎儿生长受限、胎儿窘迫、早产或死胎。

世界卫生组织的资料表明：
贫血使全世界每年约 50 万的孕产妇死亡。

孕妇为什么容易缺铁?

1 妊娠期铁的需要量增加

以每毫升血含铁 0.5mg 计算:

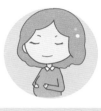 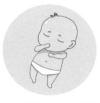

妊娠期血容量的增加需要 650～750mg 的铁

胎儿生长发育需要 250～359mg 的铁

整个孕期大概需要增加 1000mg 的铁。

2 孕妇膳食铁不足

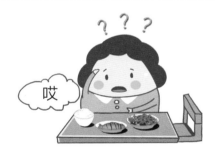

哎

3 吸收不良

吸收率低于10%

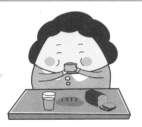

缺铁性贫血诊断依据

目前我国尚无完全统一的诊断标准，但 2001 年世界卫生组织 WHO 和联合国儿童基金会 UNICEF 制定的贫血诊断标准可见下表。

2001 年 WHO、UNICEF 制定诊断贫血的血红蛋白含量界值

年龄	界值（g/L）
6 个月至 59 个月儿童	110
5 ～ 11 岁儿童	115
12 ～ 14 岁儿童	120
15 岁以上非孕妇女性	120
孕妇	110
15 岁以上男子	130

孕期贫血怎么办?

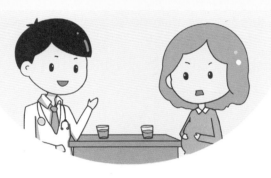

若是缺铁性贫血,可采用以下方式进行预防:

怀孕期间贫血了怎么办,有什么方法预防吗?

1 妊娠前积极治疗失血性疾病

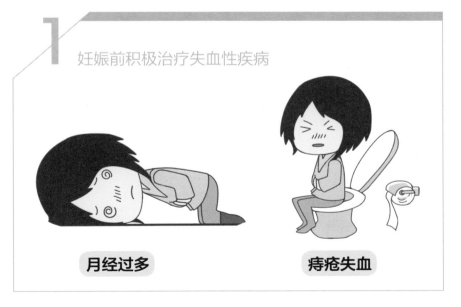

月经过多

痔疮失血

2 孕期加强营养，鼓励孕妇进食富含血红素铁的食物

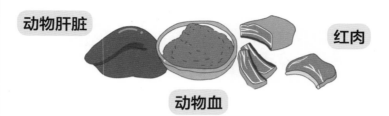

动物肝脏

红肉

动物血

3 在产科检查时，把观察血色素作为必检项目

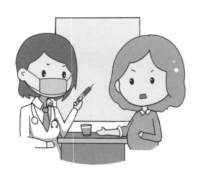

尤其在妊娠中后期，及时发现血色素的稀释状况，加以干预。

4 对于严重贫血，需要尽快恢复血色素水平的孕妇，可以考虑临床干预。

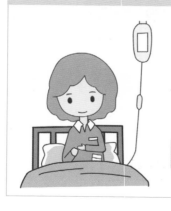

可采用口服铁剂、临床输血、产时产后的必要监护。

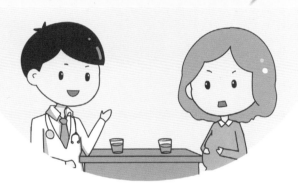

妊娠期缺铁性贫血的饮食原则如下：

那在饮食上有什么需要注意的吗？

1 增加富含血红素铁食物的摄入

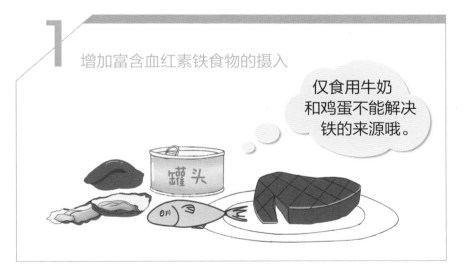

仅食用牛奶和鸡蛋不能解决铁的来源哦。

罐头

可以促进铁的吸收

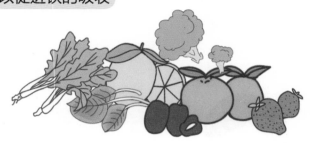

3 同时满足维生素 B₁₂ 和叶酸的正常摄入量

肝脏、肉类、海产品　　　　　肝脏、酵母、豆类

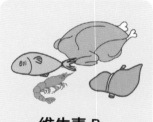 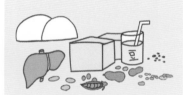

维生素 B₁₂　　　　　叶酸

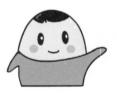

它们是合成血红蛋白
必需的物质。

早餐

牡蛎瘦肉粥：米 25g，牡蛎 25g，瘦肉 25g
馒头 75g

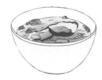

间餐

酱肝 25g　草莓 100g

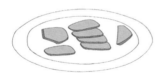

午餐

米饭：米 100g
太阳蛋：牛肉 75g，鸡蛋 40g
西芹百合：西芹 150g，百合 15g

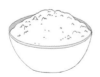 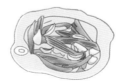

间餐

牛奶 250g　饼干 25g

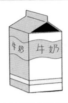

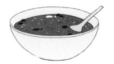 晚餐

枸杞红枣粥：米 25g，枸杞 8g，红枣 15g
紫米馒头 75g　清蒸草鱼 200g　凉拌芝麻菠菜 300g
鸡鸭血汤：鸡血、鸭血各 50g

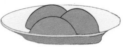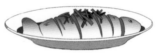
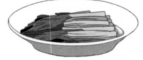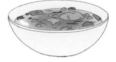

 间餐

牛奶 250g　芝麻糊 35g

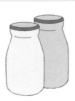

怀孕的女人最脆弱
——妊娠期糖尿病（一）

妊娠合并糖尿病的两种情况：

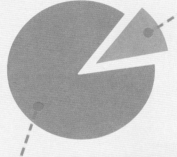

原有糖尿病的基础上合并妊娠
→糖尿病合并妊娠（不足 16%）

多数于产后能恢复正常。

妊娠前糖代谢正常，
妊娠期才出现糖尿病
→妊娠期糖尿病（84% 以上）

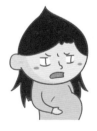

为什么妊娠期容易患糖尿病？

有理论认为：胎盘分泌的各种对抗胰岛素的激素分泌量随着孕周的增加而增多。

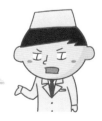

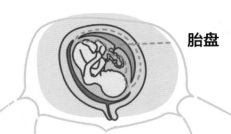

胎盘

糖皮质激素 > 孕酮 > 胎盘泌乳素 > 垂体泌乳素 > 雌激素

（按对抗胰岛素作用的强度排列）

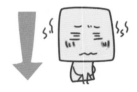

妊娠期体内的激素变化导致机体对胰岛素的敏感性下降。

妊娠晚期胰岛素敏感性可降低 45%～70%

周围组织对胰岛素的敏感度下降，这叫做胰岛素抵抗。

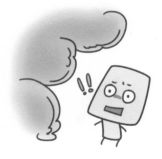

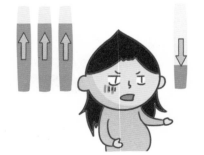

出现妊娠期高血糖、高胰岛素、高脂血症，易形成妊娠期糖尿病。

糖尿病对母亲的影响：

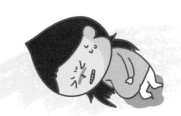

1. 流产率升高
   （自然流产发生率
   15% ~ 30%）。

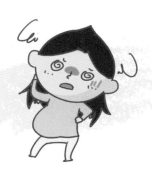

2. 妊娠高血压发病率
   增加。

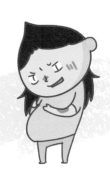

3. 感染机会增加
   （白细胞可能有
   功能上的缺陷，
   免疫功能降低）。

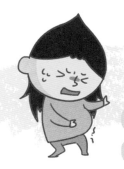

4. 羊水过多的机会比
   正常孕妇高 10 倍。

孕妇心肺功能异常

胎膜早破　　早产率升高

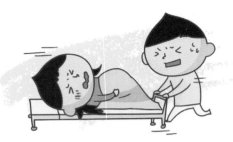

5. 早产的发病率高达 10% ~ 30%（因病情需要或胎儿生存状况危急而提前终止妊娠）。

6. 剖宫产机会增加（新生儿发生巨大儿的机会增加）。

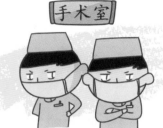

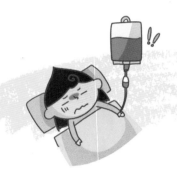

7. 产后出血的几率增加。

8. 有发生糖尿病酮症酸中毒的危险。

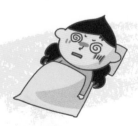

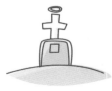

孕妇死亡

致畸

（孕早期）

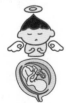

胎儿宫内死亡

（孕中晚期）

怀孕的女人最脆弱
——妊娠期糖尿病（二）

妊娠期糖尿病对宝宝的影响

一、对胎儿的影响

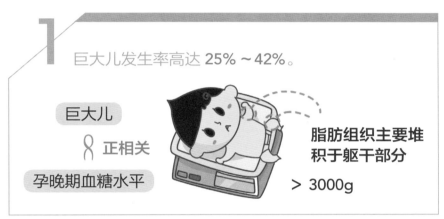

1 巨大儿发生率高达 25%～42%。

巨大儿

♀ 正相关

孕晚期血糖水平

脂肪组织主要堆积于躯干部分

＞ 3000g

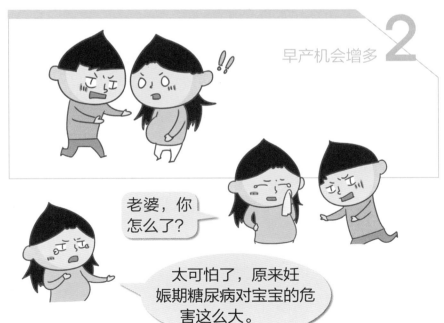

2 早产机会增多

老婆，你怎么了？

太可怕了，原来妊娠期糖尿病对宝宝的危害这么大。

3 胎儿生长受限

严重糖尿病伴有血管病变时，胎儿宫内发育不良，出现低体重儿。

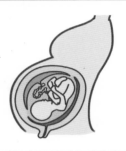

4 胎儿的畸形率达 6%～8%

畸形可发生在

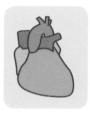

心脏

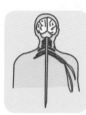

神经系统

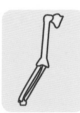

骨骼

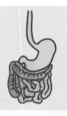

胃肠道

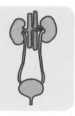

泌尿道

与代谢紊乱、缺氧等因素有关。

二、对新生儿的影响

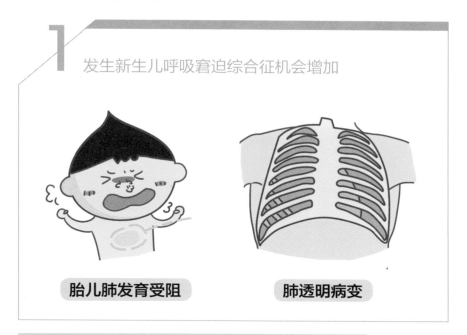

1 发生新生儿呼吸窘迫综合征机会增加

胎儿肺发育受阻　　　　**肺透明病变**

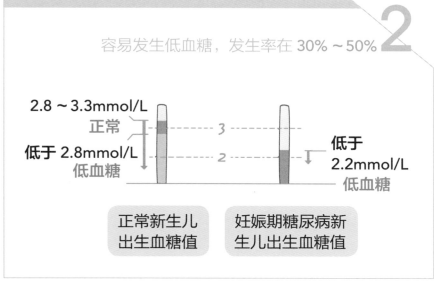

2 容易发生低血糖，发生率在 30% ～ 50%

2.8 ～ 3.3mmol/L
正常

低于 2.8mmol/L
低血糖

低于
2.2mmol/L
低血糖

正常新生儿
出生血糖值　　　　**妊娠期糖尿病新**
生儿出生血糖值

3 易发生低钙血症

新生儿生长激素水平高

↓

骨钙的储备增加

↓

血中的钙进入骨骼，导致低钙血症

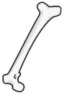
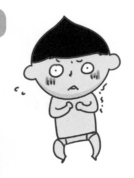

4 易导致高胆红素血症

5 易导致产伤和新生儿窒息

由于妊娠糖尿病患者娩出巨大儿的发生率高，易发生难产。 ▶

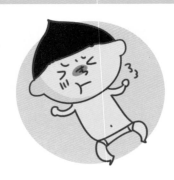
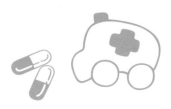
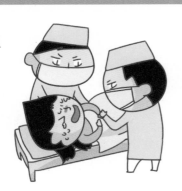

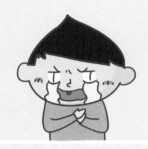

这么多危害？我们的宝宝怎么这么命苦啊！

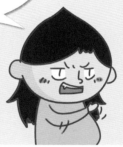

哭什么哭！宝宝还没出事儿呢！积极预防不就好了，瞧你那点出息！

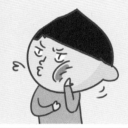

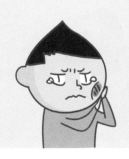

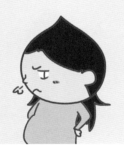

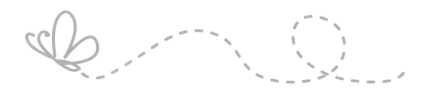

怀孕的女人最脆弱
——妊娠期糖尿病（三）

妊娠期糖尿病（GDM）的诊断

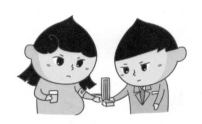

在妊娠 24～28 周及以后，孕妇应做糖筛试验，糖筛不过关的孕妇应进一步做口服葡萄糖耐量试验（75gOGTT）。

75gOGTT 试验

OGTT 前 1 日晚餐后禁食至少 8 小时至次日晨。

OGTT 试验前连续 3 日正常体力活动，正常饮食。

最迟不超过上午 9 点

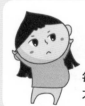

每日碳水化合物不少于 150g

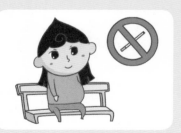

检查期间静坐、禁烟。

检查时，5 分钟内口服含 75g 葡萄糖的液体 200～400ml。

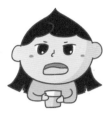

分别抽取以下时间点的静脉血：

服糖前　　　服糖后 1 小时　　　服糖后 2 小时

放入含有氟化钠的试管中，采用葡萄糖氧化酶法测定血浆葡萄糖水平。

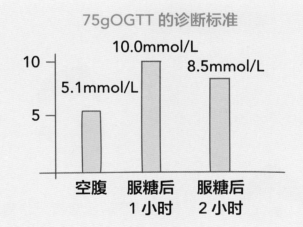

75gOGTT 的诊断标准

任何一点血糖达到或超过上述标准即诊断为**妊娠期糖尿病**（GDM）。

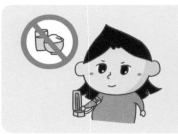

建议妊娠 24～28 周首先检查 FPG（空腹血糖）。

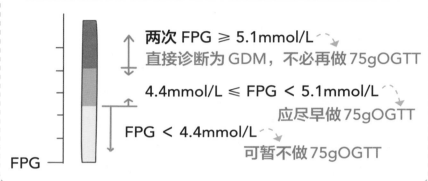

两次 FPG ≥ 5.1mmol/L

直接诊断为 GDM，不必再做 75gOGTT

4.4mmol/L ≤ FPG < 5.1mmol/L

应尽早做 75gOGTT

FPG < 4.4mmol/L

可暂不做 75gOGTT

FPG

三、孕妇具有 GDM 高危因素

首次 OGTT 正常者，必要时在妊娠晚期重复 OGTT。

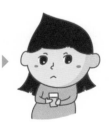

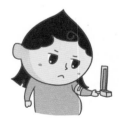

未定期孕期检查者，若首次就诊时间在妊娠 28 周以后，应进行 75gOGTT 或 FPG 检查。

GDM 的高危因素

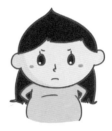

年龄 ≥ 35 岁

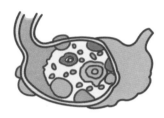

多囊卵巢综合征

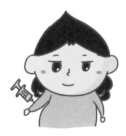

糖耐量异常史

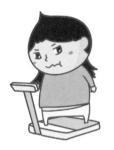

妊娠前体重超重或肥胖

2. 家族史

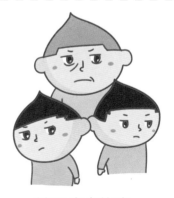

糖尿病家族史

3. 妊娠分娩史

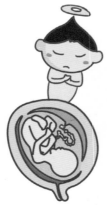

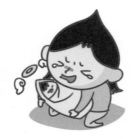

死产

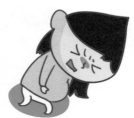

流产史

不明原因的死胎

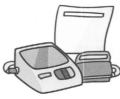

GDM 史

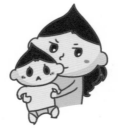

巨大儿分娩史

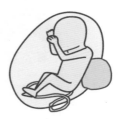

胎儿畸形和
羊水过多史

4. 本次妊娠因素

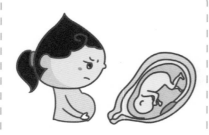

妊娠期发现胎儿大于
孕周、羊水过多

5. 反复外阴阴道假丝酵母菌病患者

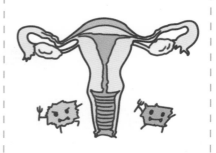

怀孕的女人最脆弱
——妊娠期糖尿病（四）

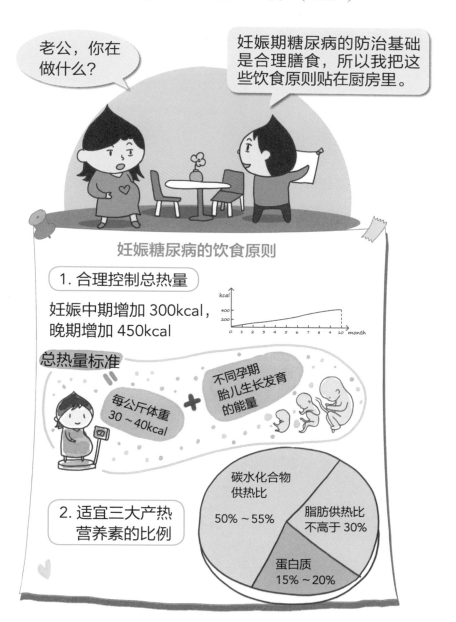

3.尽量避免单糖、双糖等简单糖的摄入

进食多糖类食物，尽量选择低血糖生成指数的食物。

粮食类
荞麦、燕麦、黑米、大麦、全麦及其制品
血糖生成指数较低

水果类
樱桃、李子、桃、柚子、苹果
血糖生成指数低

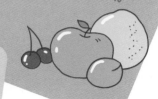

精米白面、糯米及其制品、馒头、大米粥、香蕉、西瓜、猕猴桃、葡萄、菠萝、香瓜
血糖生成指数较高

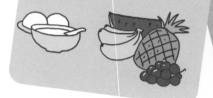

根茎类食物的血糖生成指数接近粮食类
食用时应注意

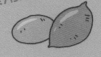

4. 控制高蛋白食物中的脂肪摄入

鼓励选用低脂肪或含饱和脂肪低的食物，
减少动物性脂肪的摄入。

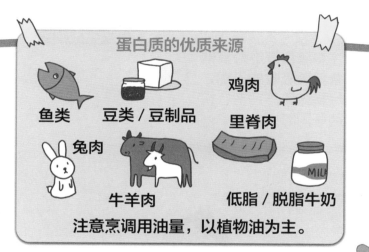

蛋白质的优质来源

鱼类　　豆类 / 豆制品　　鸡肉

　　里脊肉

兔肉

牛羊肉　　低脂 / 脱脂牛奶

注意烹调用油量，以植物油为主。

5. 保证充足的维生素和微量元素的供给

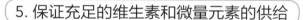
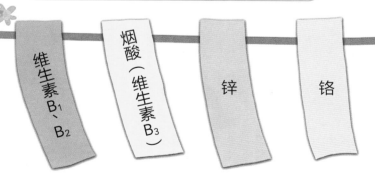

维生素B₁、B₂

烟酸（维生素B₃）

锌

铬

6. 增加膳食纤维的摄入

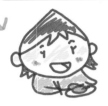

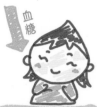

血糖

能降低食物的
血糖生成指数

注意膳食纤维对其他
营养素吸收的干扰，
尽量避免与钙剂、铁
剂等同时摄入。

Tips 合理膳食是个动态的过
程，若出现问题，应及
时变换饮食计划。

老婆，我是不是很聪明！
这样不管谁做饭都不会忘
记这些饮食原则了！

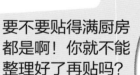

我这就去
整理……

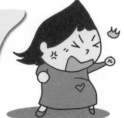

要不要贴得满厨房
都是啊！你就不能
整理好了再贴吗？

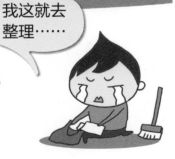

妊娠期糖尿病患者的食谱举例

 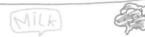

早餐

全麦面包 75g；脱脂牛奶 250g；生菜 150g

间餐

苏打饼干 4 片；鸡蛋羹 50g

午餐

米饭：米 100g；

鱼头豆腐汤：鱼头 150g，豆腐 100g，莜麦菜 100g；

虾皮炒小白菜：虾皮 10g，小白菜 150g

间餐

鲜玉米 200g，脱脂奶 120g

晚餐

红豆米饭：米 75g，红豆 25g；

青椒牛柳：牛里脊 75g，甜椒 100g，木耳 10g；

蒜蓉丝瓜：丝瓜 150g

间餐

牛奶燕麦粥：燕麦 25g，牛奶 120g

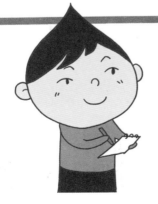

好好记下来给老婆做哦！

孕期常见的甲状腺疾病主要有甲亢与甲减

一、甲亢

甲亢是由于甲状腺合成分泌的甲状腺激素过多，引起机体代谢亢进和交感兴奋。

主要病因：
弥漫性毒性甲状腺肿（Graves 病），为自身免疫疾病，女性多见。

（Graves 病）

甲亢的诊断条件：

高代谢症状和体征

甲状腺肿大

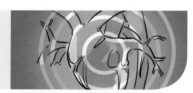

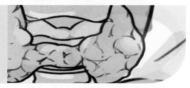

血清 TT_4、FT_4 增高
TSH 减低

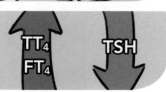

二、甲减

甲状腺功能减退症，由各种原因导致的低甲状腺激素血症或甲状腺激素抵抗而引起的全身低代谢综合征。

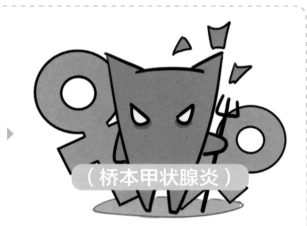

常见病因：
慢性淋巴细胞性甲状腺炎（桥本甲状腺炎），女性常见。

（桥本甲状腺炎）

症状：代谢率减低和交感神经兴奋性下降。

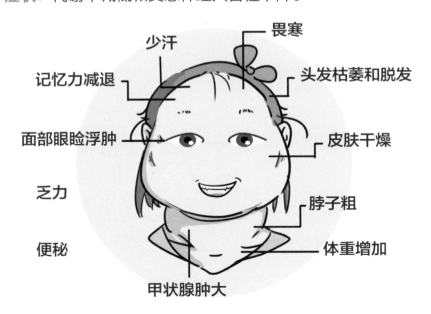

少汗

畏寒

记忆力减退

头发枯萎和脱发

面部眼睑浮肿

皮肤干燥

乏力

脖子粗

便秘

体重增加

甲状腺肿大

三、妊娠期甲状腺疾病的筛查

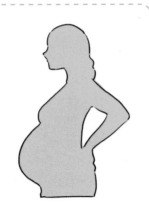

支持国内有条件的医院和妇幼保健院对妊娠早期妇女开展甲状腺疾病筛查。

——《妊娠和产后甲状腺疾病诊治指南》

筛查时机： 妊娠 8 周以前，最好是怀孕前。

四、甲状腺疾病的高危人群

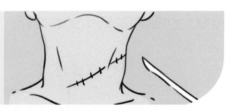

甲亢或甲减、产后甲状腺炎或甲状腺叶切除史

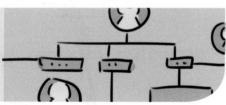

甲状腺疾病家族史

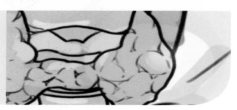

甲状腺肿

甲状腺自身抗体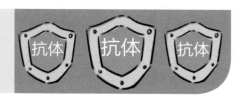

有甲状腺功能不全的症状
或临床体征（贫血、
胆固醇升高、低钠血症）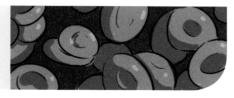

1 型糖尿病 1 型

其他自身免疫性疾病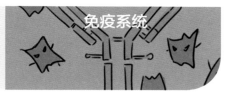

不育（检查包括 TSH）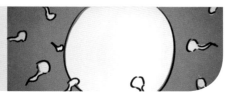

既往头部或颈部放射治疗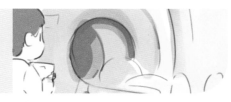

既往流产或早产史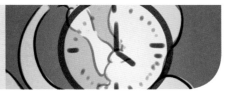

怀孕的女人最脆弱——孕期甲亢与营养

甲亢主要表现

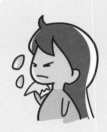

怕热、多汗、
皮肤潮热

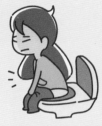

肠道蠕动加快、
便次增多

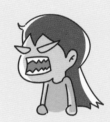

易激动、易激
惹、脾气急躁

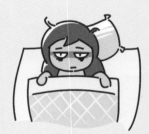

失眠

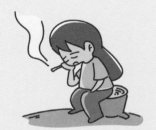

焦虑，甚至抑郁

其他特征性表现

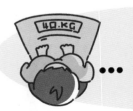

体重明显减轻

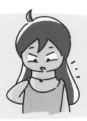

脖子变粗

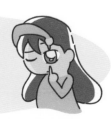

眼部的特征性表现

甲亢孕妇的并发症

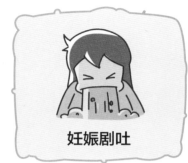

妊娠剧吐

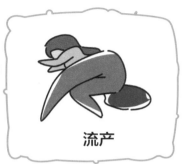

流产

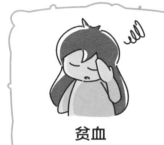

贫血

妊娠期高血压疾病

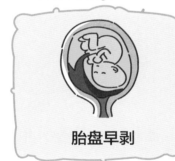

胎盘早剥

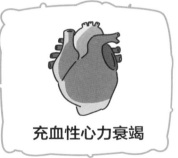

充血性心力衰竭

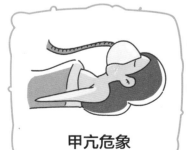

甲亢危象

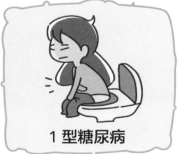

1 型糖尿病

对胎儿的影响

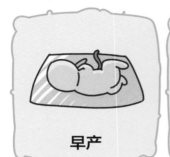

早产

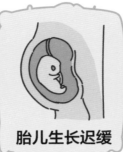

胎儿生长迟缓

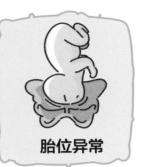

胎位异常

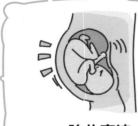

胎儿窘迫

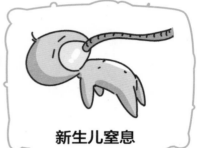

新生儿窒息

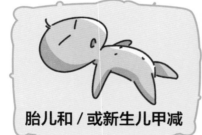

胎儿和／或新生儿甲减

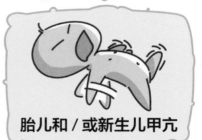

胎儿和／或新生儿甲亢

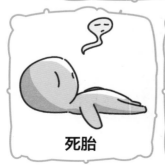

死胎

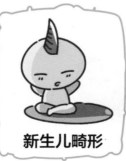

新生儿畸形

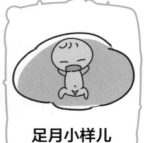

足月小样儿

甲亢患者的营养需要

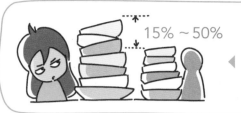

15% ～50%

每日能量摄入应比正常孕妇高 15% ～50%，达到 2500 ～3500kcal，防止体重下降。

增加蛋白质的摄入，**每日摄入**蛋白质的量按每公斤体重 1.5 ～2g 来计算，防止出现负氮平衡。

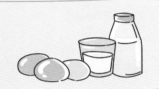

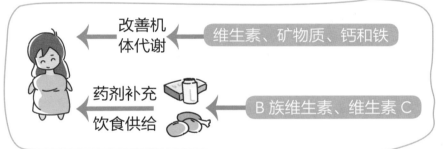

改善机体代谢 ← 维生素、矿物质、钙和铁

药剂补充 饮食供给 ← B 族维生素、维生素 C

蛋白质　脂肪　碳水化合物

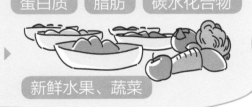

新鲜水果、蔬菜

采用少量多餐的方式：每天 5～6 餐。

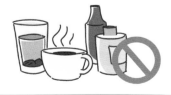

禁用刺激性强的浓茶、咖啡、烟酒。

怀孕的女人最脆弱——孕期甲减与营养

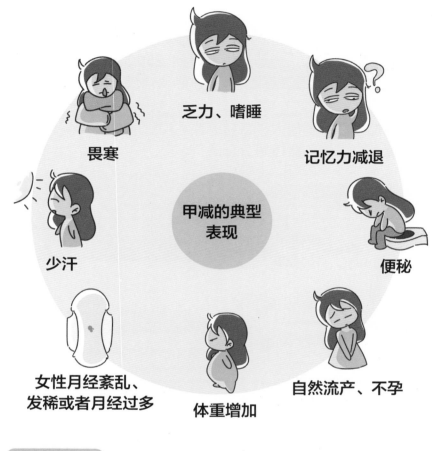

甲减的典型表现

乏力、嗜睡

记忆力减退

畏寒

便秘

少汗

自然流产、不孕

女性月经紊乱、发稀或者月经过多

体重增加

甲减的体征

脖子粗、甲状腺肿大

皮肤干燥

头发枯萎、脱发

面部眼睑浮肿

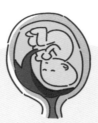

胎盘剥离

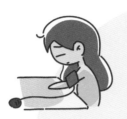

妊娠高血压

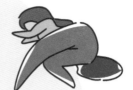

自发性流产

妊娠期甲减与
这些疾病的发
生有关

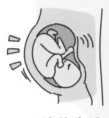

胎儿窘迫

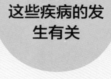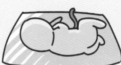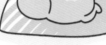

早产

低出生体重儿

对胎儿的影响

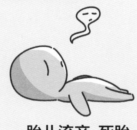

胎儿流产 死胎

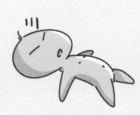

新生儿甲减

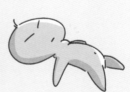

甲状腺肿

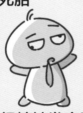

神经精神发育障碍

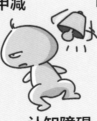

认知障碍

孕妇甲减合并碘缺乏的影响

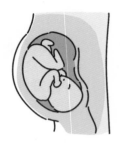

胎儿语言、听觉、运动和智力发育不全

婴儿出生后生长缓慢，反应迟钝、面容愚笨

婴儿出生后聋哑或精神失常

甲减孕妇的营养需要

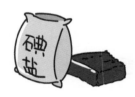

1. 日常补充加碘盐，适量补充富含碘的食物每周 1~2 次

2. 每天摄入蛋白质不低于
   80 ~ 100g，以维持人体
   蛋白质平衡

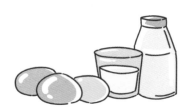

3. 甲减病人伴有**高
   脂血症**时，每天
   脂肪供能量在
   25%以下，并限
   制富含胆固醇的
   食物

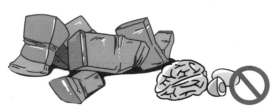

4. **贫血者**：多进食富含铁质的饮食，
   同时补充维生素 B_{12}

定期摄入动物肝脏

维生素 B_{12}

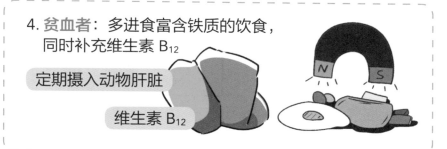

5. **分娩后仍应摄**
   入充足营养，以
   保证母婴健康

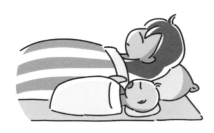

怀孕的女人最脆弱
——甲状腺与碘

一、甲状腺功能与碘营养

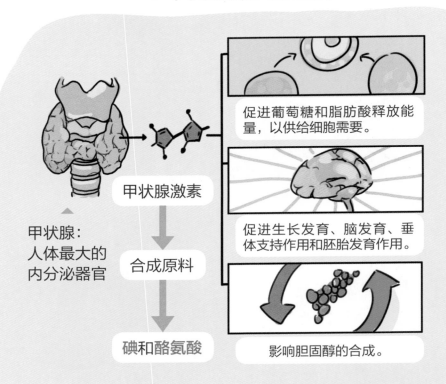

甲状腺：
人体最大的
内分泌器官

甲状腺激素

↓

合成原料

↓

碘和酪氨酸

促进葡萄糖和脂肪酸释放能量，以供给细胞需要。

促进生长发育、脑发育、垂体支持作用和胚胎发育作用。

影响胆固醇的合成。

碘：人体必需的微量元素，成人体内碘的总量仅为 15～20mg。

↓

70%～80% 存在于颈部的甲状腺中

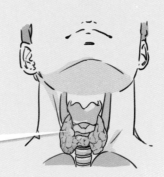

甲状腺组织被迫代偿性增生

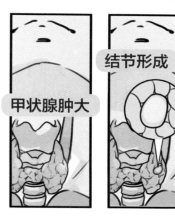

甲状腺肿大

结节形成

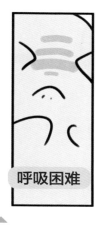

呼吸困难

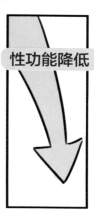

性功能降低

地方性甲状腺肿（大脖子病）
食物和饮水中缺乏碘是引起地方性甲状腺肿的主要原因。

二、孕期甲状腺功能与碘营养

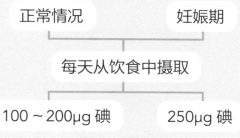

正常情况　　　　妊娠期

每天从饮食中摄取

100～200μg 碘　　　250μg 碘

早孕期胎儿还不能产生甲状腺激素，此时母亲甲状腺的功能及碘营养正常对胎儿早期的脑发育至关重要。

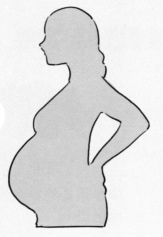

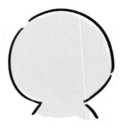

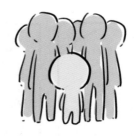

新生儿患克汀病
（呆小病）

患者出生后生长迟缓、
身材矮小、智力低下，
甚至发生聋哑和痴呆。

导致胎儿甲低和甲状腺肿大。 ▶

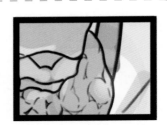

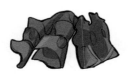
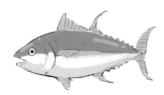

海带　　　　　　　　**海鱼**

碘最重要的食物来源是海产品，孕妇和乳母应做到
经常摄入。

怀孕的女人最脆弱
——孕期补碘

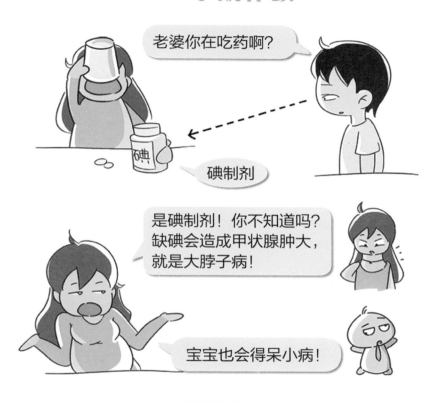

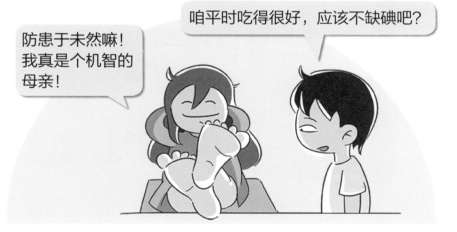

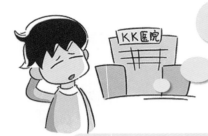

总觉得不放心，去咨询下医生！

缺碘确实会对母婴造成危害，但碘摄入过多也不安全。

引起中毒，造成孕妇甲状腺功能亢进，宝宝甲状腺功能损伤等。

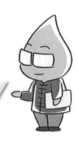

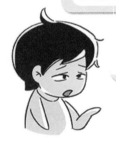

那该怎么办呢？

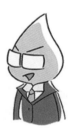

孕期碘补充

1. 碘补给应尽量从食物中摄取，不能盲目服用碘制剂。

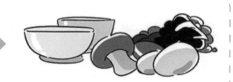

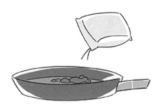

2. 可使用加碘食盐，但应在菜出锅时再放，以避免高温加热造成碘的损失。

3. 补碘的关键时间

补碘的关键时间

5 月

备孕阶段　孕早期　孕中期

0 月　　3 月　　6 月

孕早期：摄入含碘丰富的食物，包括各类海产品、蛋类、干豆类、菌类。

怀孕 5 个月后再补碘，已不能预防宝宝智力缺陷的发生。

或者　　或者

每周喝 2~3 次紫菜汤

每周吃一次海鱼

平时摄入香菇、黑木耳、鸡蛋

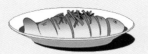
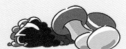

注意：含碘极高的食物（如海带等海产品）应限制食用，每周不超过一次，每次不超过 50g。

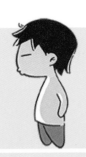

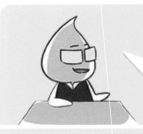
即使甲状腺功能控制正常，也不建议过量摄取含碘极高的食物。

老婆！嘴下留碘！

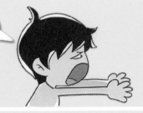
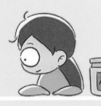

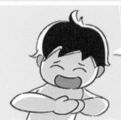
作为一个贴心的丈夫，我去咨询了医生，医生如此这般说了一番……

还说自己机智，真是一孕傻三年啊！

原来有这么多讲究，还好你去问了！

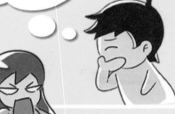
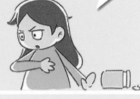

你说谁傻？

老婆饶命！

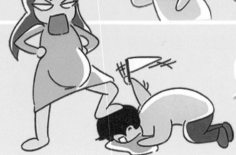

第七章 | 妈好，娃才好

生完孩子需要多久来恢复？

生完孩子就像打了一场仗，
此时女性的身体状况是这样的：

**分娩中消耗
大量能量**

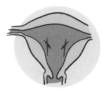

子宫内有创面

**外阴部可能
还有伤口**

血性恶露分泌

**皮肤排泄功
能和乳汁分
泌功能旺盛**

**各组织器官的修复
以及乳汁分泌都需
要额外的热量**

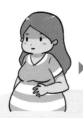

产妇从胎儿出生到全身器官恢复
（乳房除外），一般需要 6～8 周，
又叫产褥期（即哺乳期的头 1～2
个月）

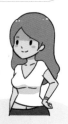

根据中国营养学会 2016 年修订的《中国居民膳食营养素参考摄入量》：
- 乳母每日能量摄入量应比孕前增加 500kcal。
- 蛋白质摄入量应在原来的基础上每日增加 25g。
（且应以优质蛋白质为主）

产褥期膳食安排

分娩完毕稍事休息后，应进食适量热的、易消化的半流质食物：

蒸鸡蛋羹　　蛋花汤　　红糖水

产后的头几天，应吃些容易消化、富有营养又不油腻的食物：

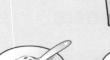 牛奶　　豆浆

粥　　挂面　　馄饨

之后，可吃些清淡的荤食或水果帮助开胃：

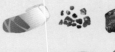

＋

肉片、肉末、瘦牛肉
鸡肉、鱼虾等

搭配时鲜蔬菜
一起炒

产后第一周

提醒： 在产后的 3~5 天里，不要喝太多的汤，以免乳房瘀胀过度，导致乳腺炎。

产后第二周

产妇的伤口基本愈合，可多吃补血食物，调理气血。

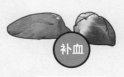
补血

补充维生素

动物内脏　　　　**水果**

推荐食谱：

麻油炒猪心　　**红枣猪脚花生汤**　　**猪肝汤**

还可加入山药、茯苓等。

二周以后

如果母乳不够吃，这时可进食催奶食物。

鲫鱼汤　　**鸡汤**　　**猪蹄汤**　　**排骨汤**

汤要喝，其中的食材也不宜舍弃！

黄芪　　　　**通草**

在医生指导下加入一些中药，催乳效果更佳。

提醒： 产妇还有缺钙的危险，应当保持孕期养成的每日喝牛奶的良好习惯。

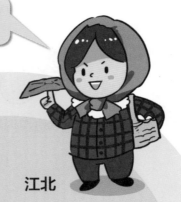

坐月子当然是喝小米粥，
吃红枣、鸡蛋啦！

江北

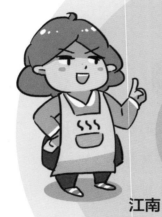

江南

不对不对，要多吃炖品，
像是麻油鸡啦，猪蹄汤啦。

中国台湾

我们这儿流行喝
米酒水……

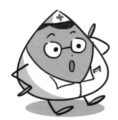

那么，问题来了，产褥期食物哪家强？

推荐食物

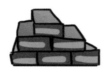
红糖

鸡蛋

小米

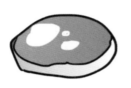
肉

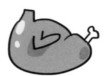
禽类

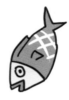
鱼

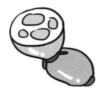
莲藕

黄花菜

黄豆芽

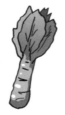
莴笋

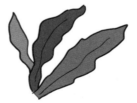
海带

可用温开水烫食

  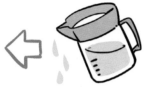

猕猴桃　　　　苹果

有利于乳腺的泌乳

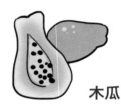

木瓜

可有效缓解产妇因长期
卧床造成的便秘

香蕉

将龙眼肉与鸡蛋同煮后食用，有利于产后调养

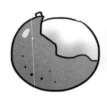

桂圆

中医认为橘络有通乳作用

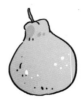 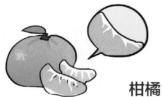

柚子

柑橘

乳汁好，宝宝才会好

产后第一个月

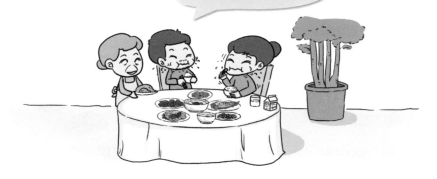

一个月后……

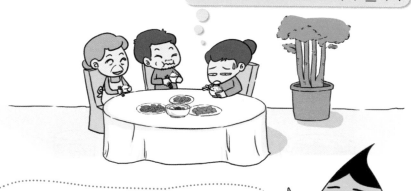

其实优质食物不应该集中在产后头一个月，而应该分散到哺乳期的几个月中，这样才有利于保证乳汁的质量和婴儿的生长发育。

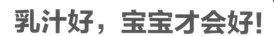

《中国居民膳食营养素参考摄入量》建议：
乳母能量参考摄入量（RNI）是在非孕育龄妇女的基础上
增加 500kcal/d，轻身体活动水平的哺乳期妇女能量参考
摄入量为 2300kcal/d，蛋白质的参考摄入量为 80g/d。

✪ 主食应粗细粮搭配

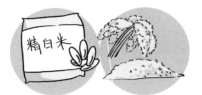 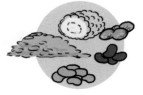

精白米、小米　　　　　　　粗粮、燕麦、
　　　　　　　　　　　　　红小豆、绿豆

✪ 经常供给一些汤汁以利泌乳

鲫鱼　　　　　　排骨　　　　　　鸡肉

猪蹄汤　　　　　蔬菜汤　　　　　纯果汁

提醒：汤不是越浓越好，高脂肪
食物会增加乳汁的脂肪含
量，容易引起婴儿腹泻。

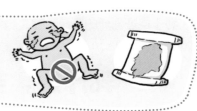

✪ 补充优质蛋白质

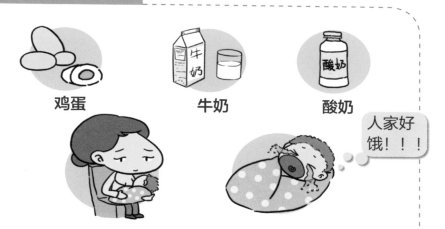

鸡蛋　　　　　牛奶　　　　　酸奶

人家好饿！！！

利用率差的蛋白质其转化率低，乳汁分泌量会减少，还会影响乳汁中蛋白质的氨基酸组成。

✪ 摄入足够的新鲜蔬菜、水果和海藻类

可以通便预防便秘呦

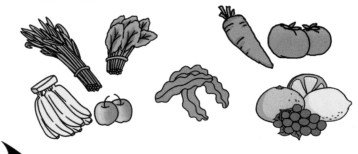

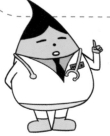

不过，要少吃盐、腌制食品以及刺激性大的食品（如某些香辛料），这些会通过乳汁影响宝宝健康。

产后女性需要补充哪些营养？

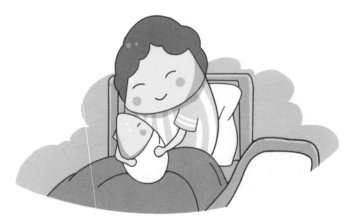

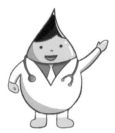 产褥期妇女所需的多种多样的营养素，可分别从下列食物中摄取：

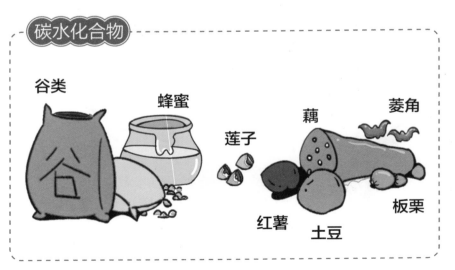

碳水化合物

谷类　蜂蜜　莲子　藕　菱角　板栗　红薯　土豆

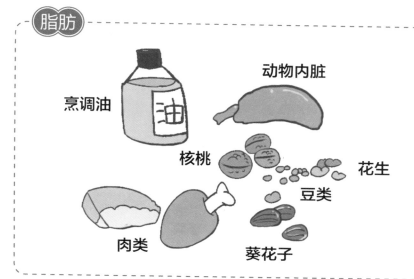

脂肪

烹调油　动物内脏　核桃　花生　豆类　肉类　葵花子

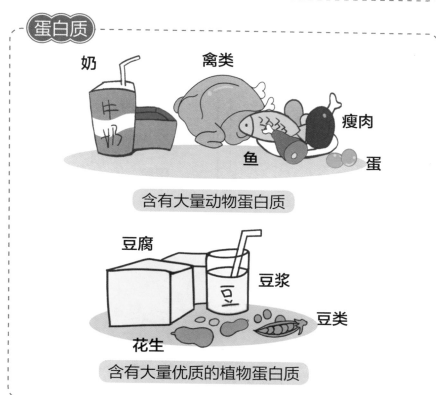

蛋白质

奶　禽类　瘦肉　鱼　蛋

含有大量动物蛋白质

豆腐　豆浆　豆类　花生

含有大量优质的植物蛋白质

维生素类

维生素 A

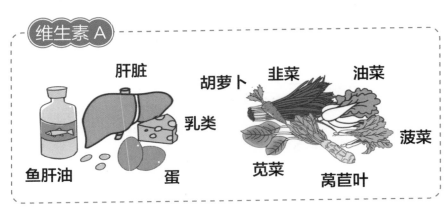

肝脏
鱼肝油
乳类
蛋
胡萝卜　韭菜　油菜
菠菜
苋菜　莴苣叶

B 族维生素

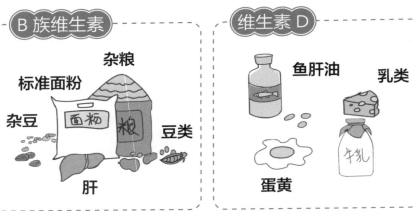

杂粮
标准面粉
杂豆
面粉　粮
豆类
肝

维生素 D

鱼肝油
乳类
蛋黄
牛乳

维生素 C

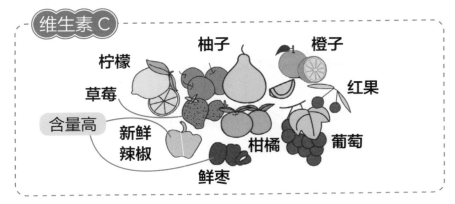

柚子　橙子
柠檬
草莓
红果
含量高
新鲜辣椒
柑橘　葡萄
鲜枣

矿物质

钙 　　　　　乳制品

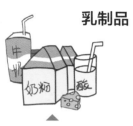

▲

含钙高，易吸收，每日
应至少摄入 250g

小虾米

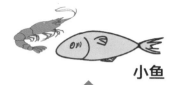

小鱼

▲

可以连骨带壳食用

产妇钙摄入不足，不仅容易患上骨质软化症，还会影响宝宝的钙吸收。

牙齿松动 →

腰酸腿痛

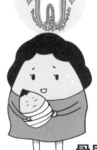

肌肉痉挛

骨质软化症

建议：新妈妈要增强补钙，每日摄入钙 1200mg，必要时可在医生指导下适当补充钙制剂。

磷
豆芽菜 　　　鱼

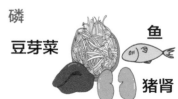

猪肾

猪肝

豆类 　　　豆制品

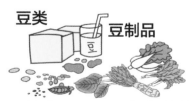

芝麻 　　　深绿色蔬菜

铁 同时补充维生素 C，可增加机体对铁的吸收和利用。

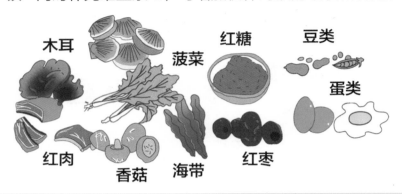

木耳　菠菜　红糖　豆类　蛋类　红肉　香菇　海带　红枣

产妇补铁主要是为了预防和纠正缺铁性贫血：

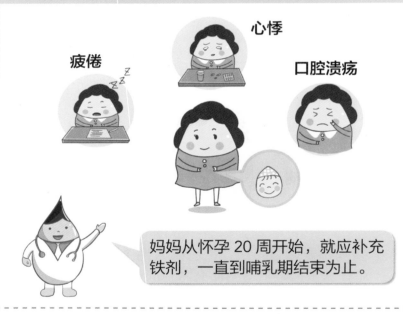

疲倦　心悸　口腔溃疡

妈妈从怀孕 20 周开始，就应补充铁剂，一直到哺乳期结束为止。

碘

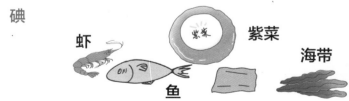

虾　紫菜　海带　鱼

专属产后妈妈的营养食谱

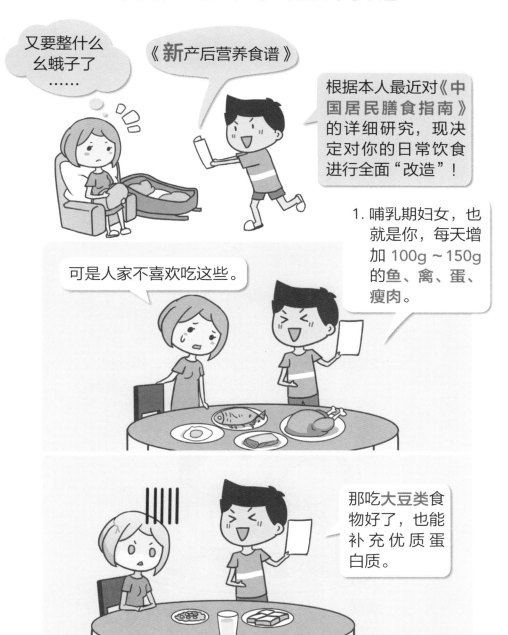

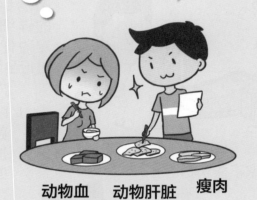

2. 多吃含铁食物
来来来，多吃点，可以预防缺铁性贫血。

我吃猪肝吃得快吐了好吗！

动物血　动物肝脏　瘦肉

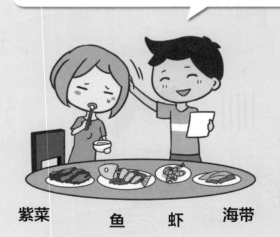

3. 多吃海产品，增加 DHA、锌、碘的摄入。
乖，这样才能促进宝宝脑和神经发育啊。

紫菜　　鱼　虾　海带

4. 每天:

 牛奶
500ml

 蛋类
75g

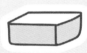 豆腐
150g

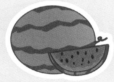 水果
200g

 虾皮
5g

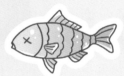 鲫鱼等其他
食物 100g

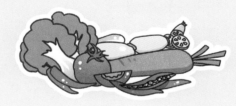 新鲜蔬菜 500g
（其中绿叶菜 250g）

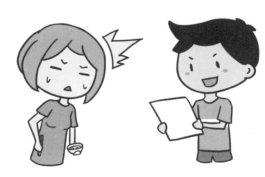

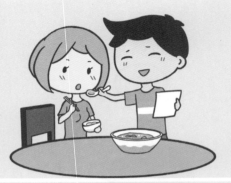

5. 每日摄入充足的**汤水**。媳妇儿，多喝点，你每天喂奶辛苦啦。

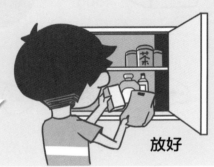

对了对了，烟、酒、咖啡、浓茶也都得禁止！

放好

再这么吃下去我真的是要胖死啦！

严格按照这个食谱吃，是绝对不会长胖的！

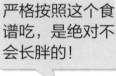

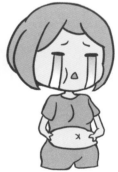

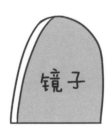

镜子

产后你绝对不能做这八件事！

一、不开窗通风

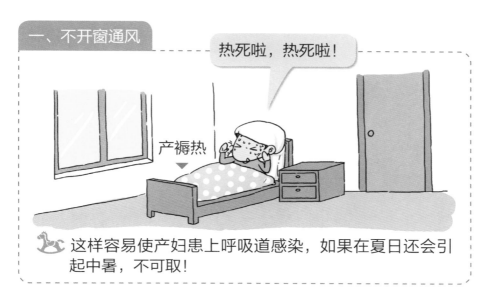

这样容易使产妇患上呼吸道感染，如果在夏日还会引起中暑，不可取！

二、不下床活动

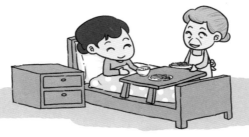

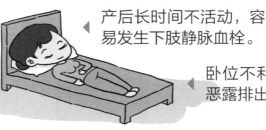

盆腔底部肌肉缺乏锻炼，不利于子宫回缩。

产后长时间不活动，容易发生下肢静脉血栓。

卧位不利于恶露排出。

一般产后几小时就可在床上靠着坐起来，第 2 天便可下床行走。

三、不洗头洗澡

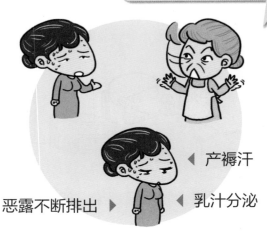

不行，得满月后才能洗头洗澡！

产褥汗

恶露不断排出 ▶ ◀ 乳汁分泌

容易造成病原体侵入，一般分娩后两三天即可洗澡，宜淋浴，产后一周即可用热水洗头。

四、饮食忌口

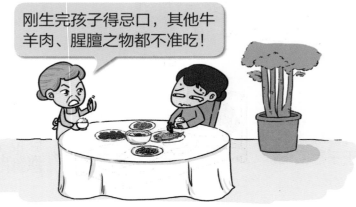

刚生完孩子得忌口，其他牛羊肉、腥膻之物都不准吃！

产后需要充足而丰富的营养，主副食都应多样化，不应忌口。

五、盐吃得越少越好

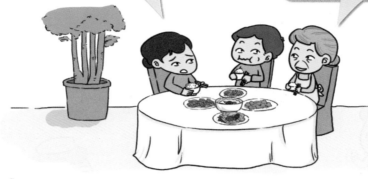

今天这菜好像没味道啊？

因为我没放盐啊，产妇哪能吃盐啊！

产后出汗较多，乳腺分泌旺盛，产妇体内容易缺水和盐，应适量补充盐分。

六、不刷牙

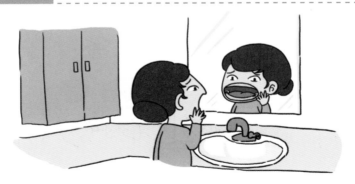

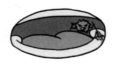

产妇进餐次数多，食物残渣存留在牙齿表面和牙缝里的机会增多。

产妇应该每天早、晚各刷一次牙，如能进餐后及时漱口则更好。

七、产后不及时"开奶"

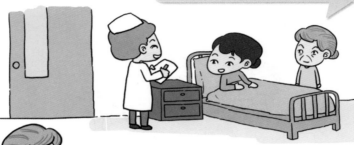

医生，我什么时候能给宝宝喂奶啊？

急什么，起码也要24小时后，早开奶不好！

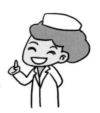

一般产后30分钟即可哺乳，不仅有利于你的子宫恢复，新生儿也能及早得到营养丰富的初乳。

八、满月就同房

老婆，你看宝宝都满月了，我们应该可以……

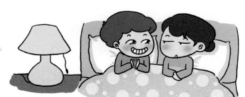

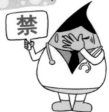

禁

分娩对子宫内膜和阴道壁所造成的损伤，在4周内是不可能完全恢复的。一般产后6~8周后再同房比较安全。

孕期是一个漫长又短暂，艰辛却美妙的过程，希望所有的妈妈都健康，所有的孩子都快乐。祝大家吃好喝好，天天开心啊！

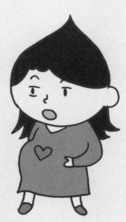